全国中等卫生职业教育规划教材

供护理、助产及其他医学相关专业使用

急救护理技术

（修订版）

主　编　杨建芬

副主编　张慧敏　郝　强　卢　丽

编　者　（以姓氏笔画为序）

卢　丽　丹东市中医药学校

杨建芬　桐乡市卫生学校

沈云燕　桐乡市卫生学校

张慧敏　新疆伊宁卫生学校

周永有　柳州医学高等专科学校附属卫生学校

项　彬　南昌市卫生学校

郝　强　安徽省淮南卫生学校

郭胜利　新乡卫生学校

韩晓玲　首都医科大学附属卫生学校

蔡　艳　黑河市卫生学校

科学出版社

北　京

内 容 简 介

本书以急救医疗服务体系的工作程序安排章节顺序,注重理论与技术的充实和更新,努力避免内容的过多过难,坚持中职教学"必需、实用、够用"的原则。全书共9章,总学时为54学时,其中理论教学30学时,实践教学24学时。优化"学习要点""重点提示""讨论与思考""实践指导""案例分析"等栏目,方便开展以学生为主体的情景教学、案例教学、项目教学、综合实践、翻转课堂等。完善数字化辅助教学资源(包括网络教学、手机版学习资源),设置重要知识点、同步练习、模拟教场等自主学习模块,方便学生进行移动学习、碎片化学习,提高学习的主动性和灵活性。

本书供全国中等卫生职业院校护理、助产及其他医学相关专业使用。

图书在版编目(CIP)数据

急救护理技术 / 杨建芬主编. —修订本. —北京:科学出版社,2016
全国中等卫生职业教育规划教材
ISBN 978-7-03-048671-4

Ⅰ.急… Ⅱ.杨… Ⅲ.急救-护理-中等专业学校-教材 Ⅳ.R472.2

中国版本图书馆 CIP 数据核字(2016)第 127405 号

责任编辑:郝文娜 杨小玲 / 责任校对:桂伟利
责任印制:吴兆东 / 封面设计:黄华斌

科 学 出 版 社 出版
北京东黄城根北街 16 号
邮政编码:100717
http://www.sciencep.com
固安县铭成印刷有限公司印刷
科学出版社发行 各地新华书店经销
*

2016 年 6 月第 一 版 开本:787×1092 1/16
2025 年 1 月第八次印刷 印张:10 3/4
字数:248 000
定价:24.00 元
(如有印装质量问题,我社负责调换)

全国中等卫生职业教育规划教材
教 材 目 录
（修订版）

全国中等卫生职业教育规划教材
修 订 说 明

　　《全国中等卫生职业教育规划教材(护理、助产专业)》在编委会的组织下,在全国各个卫生职业院校的支持下,从 2009 年发行至今,已经走过了 8 个不平凡的春秋。在 8 年的教学实践中,教材作为传播知识的有效载体,遵照其实用性、针对性和先进性的创新编写宗旨,落实了《国务院关于大力发展职业教育的决定》精神,贯彻了《护士条例》,受到了卫生职业院校及学生的赞誉和厚爱,实现了编写精品教材的目的。

　　这次修订再版是在前两版的基础上进行的。编委会全面审视前两版教材后,讨论制定了一系列相关的修订方针。

　　1. 修订的指导思想　实践卫生职业教育改革与创新,突出职业教育特点,紧贴护理、助产专业,有利于执业资格获取和就业市场。在教学方法上,提倡自主和网络互动学习,引导和鼓励学生亲身经历和体验。

　　2. 修订的基本思路　首先,调整知识体系与教学内容,使基础课更侧重于对专业课知识点的支持、利于知识扩展和学生继续学习的需要,专业课则紧贴护理、助产专业的岗位需求、职业考试的导向;其次,纠正前两版教材在教学实践中发现的问题;最后,调整教学内容的呈现方式,根据年龄特点、接受知识的能力和学习兴趣,注意纸质、电子、网络的结合,文字、图像、动画和视频的结合。

　　3. 修订的基本原则　继续保持前两版教材内容的稳定性和知识结构的连续性,同时对部分内容进行修订和补充,避免教材之间出现重复及知识的棚架现象。修订重点放在四个方面:①根据近几年新颁布的卫生法规和卫生事业发展规划及人民健康标准,补充学科的新知识、新理论等内容;②根据卫生技术应用型人才今后的发展方向,人才市场需求标准,结合执业考试大纲要求增补针对性、实用性内容;③根据近几年的使用中读者的建议,修正、完善学科内容,保持其先进性;④根据学生的年龄和认知能力及态度,进一步创新编写形式和内容呈现方式,以更有效地服务于教学。

　　现在,经过全体编者的努力,新版教材正式出版了。教材共涉及 33 门课程,可供护理、助产及其他相关医学类专业的教学和执业考试选用,从 2016 年秋季开始向全国卫生职业院校供应。修订的教材面目一新,具有以下创新特色。

1. 编写形式创新　在保留"重点提示,适时点拨"的同时,增加了对重要知识点/考点的强化和提醒。对内容中所有重要的知识点/考点均做了统一提取,标列在相关数字化辅助教材中以引起学生重视,帮助学生拓展、加固所学的课程知识。原有的"讨论与思考"栏目也根据历年护士执业考试知识点的出现频度和教学要求做了重新设计,写出了许多思考性强的问题,以促进学生理论联系实际和提高独立思考的能力。

2. 内容呈现方式创新　为方便学生自学和网络交互学习,也为今后方便开展慕课、微课等学习,除了纸质教材外,本版教材创新性提供了手机版 APP 数字化辅助教材和网络教学资源。其中网络教学资源是通过网站形式提供教学大纲和学时分配以及讲课所需的 PPT 课件(包含图表、影像等),手机版数字化教辅则通过扫描二维码下载 APP,帮助学生复习各章节的知识点/考点,并收集了大量针对性强的各类练习题(每章不低于 10 题,每考点 1~5 题,选择题占 60% 以上,专业考试科目中的案例题不低于 30%,并有一定数量的综合题),还有根据历年护士执业考试调研后组成的模拟试卷等,极大地提高了教材内涵,丰富了学习实践活动。

我们希望通过本次修订使新版教材更上一层楼,不仅继承发扬该套教材的针对性、实用性和先进性,而且确保其能够真正成为医学教材中的精品,为卫生职教的教学改革和人才培养做出应有的贡献。

本套教材第 1 版和第 2 版由军队的医学专业出版社出版。为了配合当前实际情况,使教材不间断地向各地方院校供应,根据编委会的要求,修订版由科学出版社出版,以便为各相关地方院校做好持续的出版服务。

感谢本系列教材修订中全国各卫生职业院校的大力支持和付出,希望各院校在使用过程中继续总结经验,使教材不断得到完善和提高,打造真正的精品,更好地服务于学生。

编委会

2016 年 6 月

修订版前言

为贯彻落实教育部、卫生部新颁布的全国中等卫生职业教育教学计划和教学大纲,更好地适应我国中等卫生职业教育改革和发展的需要,在科学出版社的组织领导下,我们对《全国中等卫生职业教育规划教材》(护理、助产专业)《急救护理技术》进行修订。

本教材的修订秉承该套教材"科学严谨、与时俱进"的一贯风格,贯彻"三个切合"的特色,即切合护士执业考试、切合护理就业岗位、切合中职教育特点,在充分征求原版教材使用院校和师生意见的基础上,着重做了如下努力。

1. 围绕培养目标,体现教材的"三基""五性""三特定"。"三基"即基本理论知识、基本实践技能、基本态度方法,"五性"即思想性、科学性、先进性、启发性、适用性,"三特定"即对象、目标、时限。我们继承原版教材优点,以急救医疗服务体系的工作程序安排章节顺序,注重理论与技术的充实和更新,并努力避免内容的过深过难,坚持中职教学"必需、实用、够用"的原则。

2. 推进中等卫生课程改革,丰富教学资源。除修订了原版教材内容外,我们优化了"学习要点"、"重点提示""讨论与思考""实践指导""案例分析"等栏目,方便开展以学生为主体的情景教学、案例教学、项目教学、综合实践、翻转课堂等,激发学习兴趣,启发学生思考,提高学生的综合职业能力。完善了数字化辅助教学资源(包括网络教学、手机版学习资源),设置了重要知识点、同步练习、模拟考场等自主学习模块,方便学生进行移动学习、碎片化学习,提高了学习的主动性和灵活性。

3. 体现教材的实用性和适用性。本教材共9章,总学时为54学时,其中理论教学30学时,实践教学24学时。目录中带"＊"的章节为选学内容,各校可根据培养方向、区域特点等实际情况选择教学。

在教材修订过程中,参考并引用了部分相关教材和专家的优秀成果,得到了科学出版社领导的关怀和帮助,得到了本套教材主任委员于晓谟教授的关心和指导,得到了各编者所在单位的大力支持,在此谨表示衷心感谢。

由于编者水平有限,经验不足,书中可能存在不少缺点或错误,恳请广大师生和临床护理工作者提出宝贵意见。

编　者

2016 年 6 月

目　录

第 *1* 章

绪　　论

学习要点
1. 急救护理学的形成、发展及范畴
2. 急救医疗服务体系

急救护理学是以现代科学和护理专业理论为基础,以挽救患者生命、提高抢救成功率、减少伤残率为目的,研究急危重症患者的急救、护理和管理的一门综合性应用学科,是急救医学和护理学的重要组成部分。

随着人类活动空间的扩大、寿命的延长、生活节奏的加快、交通运输的日趋繁忙和多样化、自然环境变化等,各种急危重症和意外事故不断威胁着人类的生命安全。因此,急救医疗服务体系(emergency medical service system,EMSS)迅速发展,急救医疗水平日新月异,仪器设备不断更新。同时,急救护理学的研究范畴日益扩大,发展日趋完善,在社会医疗服务中发挥越来越重要的作用。

第一节　急救护理学的形成和发展

急救护理学始于 19 世纪中叶南丁格尔(F. Nightingale)时代。1854~1856 年,在克里米亚战场上,英国士兵死伤惨重,南丁格尔率领 38 名护士奔赴前线救护,使伤员死亡率从 42% 降至2%。南丁格尔的战地救护说明了及时有效的急救与护理对提高救护成功率的重要意义,她不仅开创了现代护理学的先河,同时也奠定了急救护理学的地位。

1952 年,北欧暴发流行性脊髓灰质炎,许多患者因延髓麻痹导致呼吸衰竭,为抢救患者,麻醉医师携带呼吸器(铁肺)参与病房的抢救,通过气管切开、畅通气道和人工通气进行救治,配合相应的特殊护理技术,使病死率明显下降。这是世界上最早的用于监护呼吸衰竭患者的"监护病房"。

20 世纪 60 年代,随着电子仪器设备的发展,急救护理技术进入了有高科技支撑的飞速发展阶段,心电示波、电除颤器、人工呼吸机、血液透析机的应用,使护理学的理论与技术不断创新和发展。至 20 世纪 60 年代末,现代监护仪器设备的集中使用,促进了重症监护病房(ICU)

的建立。20世纪70年代中期,在德国召开的国际医学会议上,提出了急救事业国际化、互助化和标准化的方针,要求急救车装备必要的仪器,国际统一紧急呼救电话号码等。1979年,国际公认急救医学为独立学科。1980年7月美国举行的首次注册急救护士考试,正式确定了急救护士的地位。1983年《急救护理实践标准》一书问世,标志着急救护理开始进入专业发展阶段。

我国院内急救护理的早期模式是将危重患者集中在靠近护士站的病房或急救室,以便于护士观察与护理;将手术后的患者先送到复苏室,待清醒后再转入病房。以后相继成立了专科或综合监护病房。20世纪80年代初,卫生部先后颁发了"关于加强急救工作的意见""城市医院建立急诊(室)的方案"等文件,提出了建立健全急救组织,加强急救工作,逐步实现急救现代化的一系列意见。此后,急救医学逐步发展成为我国医疗体系的一个重要学科,急救护理体系也应运而生。1986年中华医学会"急救医学专科学会"成立。1988年教育部将《急救护理学》确定为护理学科的必修课程,急救护理学开始了新的发展阶段。2005年,《中国护理事业发展规划纲要》要求,分步骤在重点临床专科护理领域,如重症监护、急诊急救、器官移植、手术室护理、肿瘤患者护理等开展专业护士培训,培养一批临床专业化护理骨干,以提高护士队伍专业技术水平。这是我国急救专科护理建设与发展阶段的重要标志,彰显急救护理在急救医疗服务体系中的重要地位和作用。

第二节　急救护理学的范畴

急救护理学研究内容包括:①院外急救;②急诊科抢救;③院内危重症监护;④急救医疗服务体系;⑤急救护理的人才培训和科研工作等。

一、院外急救

院外急救又称院前急救,是指对遭受各种危及生命的急症、创伤、中毒、灾难事故等患者在到达医院之前进行的紧急救护,包括呼救、现场救护、医学监护、转运等环节。院外急救时间紧急、环境条件不可预测、病情复杂多变、救护者体力强度大,急救是否准确、及时,直接关系到患者的安危和预后。因此,要求对威胁患者生命的伤情或病变进行迅速而果断的处理,为进一步的诊治创造条件,提高抢救成功率,降低死亡率和致残率。

重点提示

院外急救,强调"时间就是生命"和"先救命再治病"的原则,要求及时果断地进行心肺复苏、止血、包扎、固定、搬运,以及对窒息、休克、张力性气胸、开放性气胸等危急情况的救治等,这对患者的生命能否延续十分关键。

二、急诊科抢救

急诊科主要承担急、危、重症患者的抢救、诊治和留院观察工作,要求配备独立区域,有合格的急诊急救装备和足够的训练有素的医护人员,以"急"为核心,以"挽救生命"为首要目的,按急诊医护人员特殊的临床思维和救治模式,迅速果断地处理威胁患者生命的伤情或病变。

三、院内危重症监护

专业医护人员在配备先进监护设备和急救设备的重症监护病房(ICU),收治急诊科以及医院其他科室中患有呼吸、循环、代谢等严重疾病或创伤的患者,并对他们进行全面监护和救治。其主要研究范围有:①危重患者的监护和救治技术;②重症监护病房人员、设备配备与管理;③监护、抢救设备的使用技术。

四、急救医疗服务体系

院外急救、急诊科救护与各科具备监护条件的 ICU 密切联系,组成一个完善的急救医疗服务体系(EMSS),为急、危、重症患者提供最及时有效的急救医疗服务,并可在意外事故和灾难时提供应急医疗服务。近 30 年来,各国相继建立 EMSS,着力于建设和完善城市及乡村紧急呼救网络,努力实现立体、完善、规范、高效的急救服务。急救护理技术在 EMSS 环节中,具有独立的专业理论、救护技术、工作程序和工作职责,是 EMSS 的重要组成部分,发挥着不可替代的功能和作用。

五、急救护理的人才培训和科研工作

急救护理学是研究急、危、重症患者的病情特点、发展规律,以及在抢救监护过程中的护理理论、专业技能和科学管理的综合性应用学科,它将基础医学、危重症医学、急诊医学、心理学、伦理学、管理学等学科与护理学高度结合,相互交叉渗透而形成的理论和实践体系。它利用尚不完整的临床数据,以最短的时间和最佳的技术来挽救患者生命,促进康复。

我国急救护理事业起步较晚,区域发展不均衡。在重症监护、急救护理等专科领域开展专业护士培训,培养一批临床专业化的护理骨干,建立和完善以岗位需求为导向的护理人才培养模式,提高护士队伍专业技术水平,是我国社会发展的迫切需要。合格的急救护理人员应具备多层面的知识、技能与素养,可以独立在急诊一线分诊、评估、协调和抢救患者;可依据各种重大器官疾病和急、危、重症患者的监测指标,在院内外及时果断地处理各种复杂情况,选用特殊护理程序,满足急诊患者对急救护理的个体化需求。除良好的职业道德外,护士的急救意识、应变能力、急救技能、对现代化仪器的使用、先进监测技术的掌握,以及对危重患者实施科学系统的监测和救治是培训的重点。同时,为了适应急救医学的发展和社会的需要,必须加强急救护理学的研究及信息交流工作,使急救护理学教学、科研与实践紧密结合,以促进人才培养,提高学术水平。

第三节 急救医疗服务体系

一、EMSS 发展简介

为使危及生命的急、危、重症患者得到及时救治,世界各国都十分注重现场救护与转运,积极培训急救医护人员,完善患者转运装备。

英国于 1948 年开始推行"国家卫生服务制",免费提供医疗服务。要求经过专业培训,考试合格并获得国家卫生部门授予的专业职称后,才能从事急救工作。目前已形成门诊、急救站和医院所组成的急救网,能做到陆、海、空立体救治和运送。

法国于 1956 年在巴黎首先组成了急救系统,并建立了当时世界上第一个 ICU,使当时因脊髓灰质炎大流行而感染的患者得到及时的救治。1965 年发展形成 EMSS。1986 年正式规定了 EMSS 的特征和使命,开始使用全国性的急诊医疗电话号码"15",并规定呼叫反应时间为 8min。其救护设备装备先进,急救车和直升飞机上的设备相当于一个小型重症监护室,作为可移动的监护病房。

德国是目前世界上急救工作最有成效的国家之一,于 1976 年成立了世界急救、灾难医学学会,其救护车标准列世界前茅,车内可进行心电监测、心肺复苏、外伤处理、静脉输液等,并配备高灵敏度的通信装置,具有视屏图像传输功能。1980 年开始用直升飞机运送患者,目前有 30 个直升机救护站,覆盖全国 95% 的区域,实行 50km 半径空中救护,10min 赶赴现场,为世界上空中急救最发达的国家。

美国 EMSS 的建立晚于欧洲一些国家,但发展较快。1956 年开始建立综合性监护病房。1968 年麻省理工学院倡导建立 EMSS。1970 年部分城市成立 EMSS,通过指挥中心协调院外的现场急救。1976 年国会通过 EMSS 法案,将全国分成 304 个 EMSS 覆盖区,形成全方位、多层面的急救网,使危重患者能够得到及时有效的救护。目前,美国将警察、消防和医疗救援综合为一体,组成了完整高效的急救体系。

日本是一个多地震的国家,人口密集,经济发达,国家十分重视急救医疗的建设,1963 年修订的消防法确定急诊患者运送由消防部门负责。消防部门设有急救队,配备急救车,每车配备 3 名急救人员,其任务是把患者从现场运送到医疗机构。20 世纪 70 年代,日本就已建立了三级急救医疗机构和急救情报系统,有一套覆盖全国、设施完备、层次分明的急救医疗服务网。

我国自 20 世纪 50 年代中期开始,在一些大中城市建立了急救站。20 世纪 60 年代初,救护车一般只起到对伤病员的转运作用。1978 年,北京制定了《关于救护车的使用规定》,使我国的救护车使用向现代化迈进了一大步。1980 年,北京、上海等地正式成立急救中心,许多城市逐步建立了急救站和急救分站,对急、危、重症患者和意外灾害事故伤员实施现场急救和转运,急诊医学与急救护理学步入了快速发展时期。1987 年,卫生部颁发《关于加强急诊抢救和提高应急能力的通知》,对各级急救组织提出了通信灵敏、指挥有效、抢救及时、减少伤亡的工作目标,同年正式成立"中华医学会急诊医学分会"。1994 年《医疗机构管理条例》规定,一级医院设立急诊室,二级以上医院设立急诊科。1995 年《灾害事故医疗救援工作管理办法》文件中,制定了灾害事故医疗救援的组织、灾情报告、现场医疗救护、伤病员运送、部门协调、培训和医疗救护队基本装备标准。目前,我国已初步建立了以大中城市为核心的城市院外急救网络,全国所有省会城市和大部分地级城市都建立了自己的急救中心,设立"120"急救电话。随着急救运输工具的改进,先进仪器的装备及急救医护人员的培训,我国急救水平逐年提高。

二、医疗急救网的组织与任务

医疗急救网由所在区域卫生行政部门和所在单位直接领导,包括基层卫生服务中心(站)、急救中心(站)、医院急诊科(室)等组织,承担现场急诊抢救的全过程工作。它们既有各自独立的职责和任务,又紧密地相互联系,是一个有严密组织和统一指挥的急救网络。

(一)卫生院、社区服务中心(站)等组织的主要任务

1. 在专业急救机构的指导下,学习和掌握现场救护的基本知识和操作技术。

2. 负责辖区范围的防火、防毒、创伤预防和救护等知识的宣教工作。

3. 出现急、危、重症患者或意外灾害事故时,在急救专业人员到达前,及时正确地开展现场自救、互救工作。

(二)急救中心(站)主要任务

1. 急救中心(站)在卫生行政部门的直接领导下,统一指挥辖区内的日常急救工作。

2. 负责对医院各科急、危、重症患者及意外灾害事故受伤人员的现场急救和转送途中的救护。

3. 承担宣传、普及急救知识的职责或一定的急救科研、教学任务。

(三)医院急诊科(室)主要任务

主要承接急救中心(站)转送来的急、危、重症患者的诊治、抢救和留院观察工作。有些医院急诊科同时承担急救站的任务。

三、EMSS 的管理

(一)EMSS 的组织体系

1. 扩大社会急救队伍,建立健全急救站,使患者能得到及时有效的院外救治。

2. 科学地管理急诊科工作,组织急救技术培训。

3. 对突发性重大事故,组织及时抢救。

4. 战地救护、灾害救护,包括脱离险境、通气、外伤止血、包扎固定、搬运转送等。

(二)EMSS 的主要参与人员

EMSS 的主要参与人员包括:第一目击者、急救医护人员、急诊科的医护人员。

1. 第一目击者 在现场能参与实施初步急救,能及时正确进行呼救的人员。

2. 急救医护人员 一般情况下,每辆救护车上应配备 1~2 名合格的急救医务人员,随车参加现场救治和运送途中的救护工作。重大事故灾害现场,需要更多的急救医护人员开展抢救工作。

3. 急诊科的医护人员 急、危、重症患者送达后,由急诊科医护人员进一步监测、救治。

(三)EMSS 的通信网络

急救站、救护车、医院急诊科、急救医务人员等,均应配备无线通信设备,保持 24h 通信畅通,以利于急救工作顺利、及时地开展。

(四)改善城市急救中心(站)条件

每座城市要成立一个急救中心(站),大城市还应设立若干个急救分站。急救中心(站)必须保持通信网络畅通,配备一定数量有救护装备的救护车,以及有足够数量的急救医护人员。急救医务人员在现场急救和转运的同时,可以通过通信网络和就近的医院急诊科、上级部门、交通管理部门取得联系,以便及时得到急救指导,快速顺畅地转运患者,并通知急诊科做好必要的接诊准备。各级政府和卫生行政部门,应积极改善城市急救中心(站)条件,使之能为急、危、重症患者提供快速而有效的急诊医疗服务。

(五)加强急诊科建设,提高急诊科应急能力

1. 提高急诊、急救专业医务人员素质水平。组织急救业务目标训练,定期开展新知识、新理论、新技术、新设备使用培训,定期组织演练、检查、考核,保证急诊医务人员良好的急救水平和应急能力。

2. 建立健全急诊科各项规章制度。如人、财、物的管理制度,常见急、危、重症抢救流程等。

3. 推行急诊工作标准化管理,不断提高急诊科工作的有效性、科学性、规范性。

目前,我国以"120"急救中心及急救站为主体的院外急救网络已建立。在交通发达、人口密集的东部地区,"城市 5~10min 急救圈""农村 15min 急救圈""农村 15km 半径急救圈"等纷纷建成。全国各级医院已普遍设立了急诊科,急救车辆、设备、通信设施等得到改善,急救人员思想和业务素质不断提高,急救反应时间日趋缩短,能提供及时、便捷的院外急救服务,有效地降低了各种急、危、重症疾病以及意外伤害事故的死亡率和伤残率。

讨论与思考

1. 如何理解急救护理学的研究内容?

2. 患者男性,车祸后 5min,右下肢大出血,精神紧张,面色苍白,出冷汗。对该患者,院外急救包括哪些措施?

3. 火灾现场,伤员众多,如何启动 EMSS?主要参与人员有哪些?

(杨建芬)

第 2 章

院外急救与护理

学习要点

1. 我国院外急救的工作模式
2. 院外急救的特点、任务、原则、伤病员的分类
3. 院外急救的现场评估、现场急救方法、急救护理措施,以及转运与途中监护

第一节 院外急救概述

院外急救(prehospital emergency medical care)是指在医院之外的环境中对各种危及生命的急症、创伤、中毒、灾难事故等患者进行现场救护、转运及途中监护救治的统称。院外急救是急诊医疗服务体系的重要组成部分。

一、我国院外急救模式

由于我国各地的经济实力、城市规模、急救意识、服务区域等差异较大,院外急救组织管理形式各有特点,院外急救模式大致可分为以下5种。

(一)北京模式(独立型)

有独立的急救中心。以具有现代化水平和专业配套设施的独立的北京市急救中心为代表,实行院前—急诊科—ICU急救一条龙的急诊医疗体系。北京市急救中心在新建社区和近郊区兴建急救网点。患者经院外急救后转送到急救中心或各大医院急诊科继续治疗。

(二)重庆模式(依附型)

以依附于一所医院为主的急救模式,以重庆市为代表。其特点是院外急救附属于一所综合性医院。经院外急救处理后可送到该医院、附属医院或就近医院,形成了院外急救、医疗监护运送、院内急救、ICU等完整的急救医疗功能,能够使院前急救、院内救治有机结合,有效地提高了患者的抢救成功率。

(三)上海模式(单纯型)

以上海市医疗救护中心为代表。医疗救护中心在市区和郊区都设有救护分站,院外急救

系统拥有救护车队,组成急救运输网,中心站指派就近分站人员车辆到现场急救,然后监护运送患者到协作医院继续治疗。

(四)广州模式(指挥型)

以广州市的急救通信指挥中心为代表。建立全市统一的急救通信指挥中心,负责全市急救工作的总调度,以若干医院的急诊科为相对独立的急救单位,按医院专科性质和区片划分,分片出诊。

(五)香港模式(附属消防型)

院外急救的组织隶属于消防机构,共同使用一个报警电话号码"999"。其急救流程为:患者通过急救电话呼救,急救车及警察赶赴现场进行急救,再把患者运送到附近医院。

以上各城市院外急救模式虽然各有不同,但急救服务体系都具有现代化通信设备、先进的急救技术、完善的急救设施、快捷的转运工具和健全的急救网络。

二、院外急救设施和工作模式

(一)急救设施

1. 通信设备 专用急救电话"120"、移动电话、计算机与网络、传真机、通信卫星导航等。

2. 交通工具 救护中心应配备一定数量的救护车,或根据需要配备直升机等。救护车应定位、定人、定职,专车专用,24h值班。普通型救护车由医师、护士、驾驶员各1名组成。

3. 基本急救设施 救护车上须配备急救的基本医疗设备和药品。如供氧装置、心电监护仪、除颤仪、起搏装置、气管插管器械、呼吸机、吸引器、静脉输液器、各种急救药物等。

(二)工作模式

1. 接受呼救 院外急救的指挥权归"急救指挥中心",可以在任何一部电话上拨打免费急救专线号码向急救中心呼救。急救中心接到呼救后应询问患者姓名、性别、年龄、病情或伤情、所处确切方位、接车人及地点、联系电话等;如为重大事故,应详细询问事故规模、原因、受伤人数、伤情特点、现场情况、具体方位及联络方法等。

2. 发出指令 中心调度人员接到呼救后,立即向离现场最近的综合医院发出指令。

3. 奔赴现场 医院急诊科接到指令后,救护车必须在5min内开出医院。如呼救范围在10km以内,必须在15min内到达现场。

4. 现场急救 救护人员到达现场后,迅速为患者进行初步诊断和处理。内容包括畅通呼吸道、心肺复苏、止血、包扎、骨折固定等。若为心、脑血管急症患者要及时应用药物并实施监护;若为成批患者,首先要进行的是现场检伤分类,并立即向指挥中心报告情况,以便迅速分散转送到医院。

5. 安全转运 经过现场急救后,一旦病情允许,应马上由救治人员护送到接收医院。

三、院外急救的特点

(一)时间紧急

接到"呼救"必须立即赶到现场,迅速抢救。不论是危重患者还是急诊患者,必须充分体现"时间就是生命"的观念。

(二)社会性强

院外急救活动涉及社会各个方面,使院外急救跨越了纯粹的医学领域,体现出社会性强的特点。特别是在重大灾难事故发生后,更能体现政府的保障能力。

(三)流动性大

院外急救流动性很大,急救环境不可预测,急救地点分散在各个区域,甚至会超出行政医疗区域的分管范围。

(四)病种复杂

伤病员可涉及各科疾病,病情各异,无充足的时间和良好的条件做鉴别诊断,现场急救以对症处理为主。

(五)劳动强度大

院外急救时,不论是现场急救还是运送,都可能会遇到不可预计的困难,常需要消耗较大强度的体力。

(六)社会效益为主

院外急救是一项高投入低经济效益的特殊服务,旨在维护人民群众生命的安全,是以社会效益为主要目的的工作。

四、院外急救的任务

(一)对呼救患者的院外急救

这是平时的主要任务。呼救患者一般分两种类型:①短时间内有生命危险的危重患者,如窒息、心肌梗死、休克等,对这类患者必须现场抢救,目的在于挽救患者的生命或给予基础生命支持。此类患者占呼救患者的 10% ~ 15%,其中需进行现场心肺复苏抢救的特别危重患者低于 5%。②病情紧急,短时间内无生命危险的急诊患者。现场处理的目的在于稳定病情,减轻痛苦,防止并发症的发生,如急腹症、骨折、高热等,此类患者占呼救患者的 85% ~ 90%。

(二)灾害或战争时对伤病者的院外急救

遇特大灾害或战争有大批患者时,应结合实际情况执行有关抢救预案。无预案时须加强现场指挥、现场患者分类和救护,做到迅速现场施救、合理分流运送。

(三)特殊任务时的救护值班

指大型集会、比赛、重要会议等救护值班,要加强责任心,杜绝擅离职守。

(四)急救通信网络中心的枢纽任务

一般由 3 个方面构成:①市民与急救中心(站)的联络。②急救中心(站)、救护车、急救医院的联络。③急救中心(站)与上级领导、卫生行政部门及其他救灾系统等的联络。

(五)急救知识的宣传和普及

急救知识的宣传和普及教育可提高院前急救医疗服务的成功率。普及公民的急救知识,增强公民的急救意识,增强应急能力是全社会的共同责任。平时可通过广播、电视、报刊、橱窗等对公民普及急救知识,开展现场救护及复苏知识的教育。

五、院外急救的原则

院外急救的原则包括:先排险后施救,先复苏后固定,先重伤后轻伤,先施救后运送,急救与呼救并重,转送与监护、急救结合,救护与搬运一致性等。

(一)先排险后施救

在实施现场救护前应先进行环境评估,迅速排险后再实施救护。如因触电导致的意外事故现场,应先切断电源排险后再进行救护;如有害气体造成的中毒现场、山体滑坡灾难现场,应先将患者脱离险区再进行救护,以保证救护者与患者的安全。

(二)先复苏后固定

遇有心跳、呼吸骤停又有骨折者,应首先进行心肺复苏,心跳、呼吸恢复后,再进行骨折固定。

(三)先重伤后轻伤

优先抢救危重者,后抢救较轻者。但当大批患者出现时,在有限的时间、人力、物力情况下,应在遵循"先重后轻"原则的同时,重点抢救有可能存活的患者。

(四)先施救后运送

对急、危、重症患者,必须在现场初步的紧急处理后,才可在严密监护下转运至医院。

(五)急救与呼救并重

救护与呼救应同时进行,以尽快得到外援。即使现场只有一名施救者,也要在施救的同时,争取在短时间内进行电话呼救。

(六)转送与监护、急救相结合

在转运途中要密切监护患者的病情,并能根据病情变化做出必要的急救处理,努力将患者安全护送达目的地。

(七)救护与搬运的一致性

急救和搬运不能分家,医护和抢救应在任务要求一致、步骤协调一致、完成任务一致的情况下进行,这样才能减少痛苦,减少死亡,提高院外急救的有效性和成功率。

> **重点提示**
>
> 大量急救实践证明,距得到急救的时间越短,患者的预后就越好,存活率就越高。创伤急救应强调"黄金1h",对严重创伤、大出血、急性中毒等患者,在紧急处置后,应争取于1h内在医疗监护下送到附近有条件的医院救治,创面最好于12h内得到清创处理。

六、院外急救患者的分类

(一)现场患者分类的意义

灾害发生现场,常存在患者数量大,伤情复杂,重危患者多等问题,使急救和转运出现诸多矛盾:①急救技术力量不足与患者急需抢救的矛盾。②重伤员与轻伤员都需要急救的矛盾。③轻重伤员都需要转运的矛盾。④急救物资短缺与需求量高的矛盾。解决这些矛盾的办法就是对患者进行分类。

院外急救分类的重要意义集中在一个目标,即提高急救效率。将现场有限的人力、物力和时间,用在抢救有存活希望者的身上,提高患者存活率,降低死亡率。

(二)现场分类的要求

1. 边抢救边分类　分类工作是在特殊困难而又任务紧急的情况下进行的,不能因分类而耽误抢救。

2. 选派专人负责　应选派经过训练、经验丰富、有组织能力的专业人员来承担分类工作。

3. 分类应按先危重、后轻伤的原则进行。

4. 分类工作应尽量做到快速、准确、无误。

(三) 现场分类的判断

现场患者分类,应抓重点、讲时效,以优先急救对象为前提,判断一个患者应在 1 ~ 2min 完成。

1. 呼吸是否停止　用视、听、感觉来判定。

(1)视:通过观察胸廓的起伏,或用少许棉絮贴在患者的鼻孔前,观察棉絮是否吹动。

(2)听:侧头用耳尽量接近患者的口鼻部,听是否有呼吸音。

(3)感觉:在听的同时,用脸部皮肤感觉患者口鼻有无气流呼出。

2. 心跳是否停止　用视、触、量来检查。

(1)视:有无意识突然丧失、面色改变等。

(2)触:触摸大动脉有无搏动及搏动强弱,常测定颈动脉部位。

(3)量:测量血压。

(四) 现场患者的急救分区

第 I 急救区——红色:病情严重,危及生命者。

第 II 急救区——黄色:病情较重,生命尚未危及者。

第 III 急救区——绿色:受伤较轻,可行走者。

第 IV 急救区——黑色:死亡患者。

分类卡颜色由急救系统统一印制,背面有扼要病情记载,随患者携带。此卡常被挂在患者衣服的左胸前,如没有现成的分类卡,可临时用硬纸片自制。

(五) 现场急救区的划分

若现场有大批患者,最简单、有序、高效的急救应有以下 4 个区为保障,以便有条不紊地进行急救。

1. 收容区　患者集中区。

2. 急救区　接受红色和黄色标记的危重患者,并做进一步抢救。

3. 后送区　接受能行走或较轻的患者。

4. 太平区　停放已死亡者。

第二节　院外急救护理

在院外急救中,护士应积极配合医师共同完成救护任务。现场急救的主要护理工作包括护理评估、实施急救护理措施、安全转运和途中监护。护理评估既要重点突出,又要尽可能全面,避免遗漏重要病情。

一、护 理 原 则

(一) 立即使患者脱离险境

如触电、塌方、火灾及各种中毒环境。

(二) 先救命后治病

迅速进行检伤分类,对危及生命的病情或伤情,如窒息、心搏呼吸停止、昏迷、休克、大出血等应先行抢救处理。充分发挥现场急救五大技术,即心肺复苏、止血、包扎、固定、转运,以维持生命,为进一步治疗赢得时间。遵循先救命后治病、先重伤后轻伤、先止血后包扎等原则。

(三)争分夺秒,就地取材

危重患者、意外事件,可能发生于工地、田间、家庭、公共场所等任何环境,抢救物资应就地取材,如布条止血、木棍固定、淡盐水口服补充液体等。

(四)保留标本及离断组织

如呕吐物用于鉴定中毒原因。断肢、断指、撕脱的头皮等应低温、防水保存,与患者同车转运。

二、护 理 评 估

(一)护理体检的原则

1. 体检的侧重点　注重对生命体征的观察及发现可用护理方式解决的问题。

2. 注意"三清"　①听清:患者、现场目击者的主诉(发病经过、表现);②问清:与发病或创伤有关的细节;③看清:患者的体征及局部表现。

3. 减少移动患者的身体　对不能确定伤势的创伤患者尤其应注意,以免加重病情。

4. 检查应迅速而轻柔　避免因检查时间过长而耽误抢救时间,因检查动作粗暴而加重损伤。

5. 护理体检的一般顺序　①测量患者的血压、脉搏、呼吸、体温等生命体征,判断意识状态;②观察患者一般状况,如精神状况、面色表情、言语表达、四肢活动、体表损伤情况等;③对患者依次从头颈、脊柱、胸腹、四肢等进行体检。

(二)护理体检

1. 生命体征　包括检查瞳孔、血压、脉搏、呼吸、体温。

(1)瞳孔:瞳孔大小、是否等大等圆,对光反应是否灵敏,眼球是否固定,有无角膜反射等。

(2)血压:常规测量肱动脉血压。如果患者双上肢受伤,应测量腘动脉血压,其压力值比上肢动脉压高 20～30mmHg(2.6～4kPa)。血压过高需立即控制,血压过低应考虑失血、体液丧失、休克等。

(3)脉搏:测量脉率及脉律。常规触摸桡动脉,桡动脉触摸不清,提示收缩压<80mmHg;疑为猝死患者触摸颈动脉或股动脉;缺氧、失血、疼痛、休克、低钾血症患者可致心率加快、变弱;颅内压增高、高钾血症患者可致心率过缓。心律失常患者可表现出脉律与心律的快慢强弱不规则。

(4)呼吸:测量呼吸频率、深浅度和节律有无改变,有无呼吸困难、被动呼吸体位、发绀及三凹征。

(5)体温:测量患者体温。观察或触摸患者肢体末梢血液循环情况,有无皮肤湿冷、发凉、发绀或花斑出现。肢端冰凉或皮肤花斑出现提示微循环灌注不良,是休克的主要表现之一。

在进行生命体征检查的同时,可通过与患者对话判断其意识状态、反应程度等。

2. 头部体征

(1)口:观察口唇颜色,有无发绀、苍白、樱红等。观察口腔内有无呕吐物、血液、食物、脱落的牙齿及其他异物。观察有无因误服腐蚀性液体而致口唇、口腔黏膜烧伤或色泽改变。观察口腔有无损伤、糜烂、炎症。注意口腔、呼吸有无异味。

(2)鼻:鼻腔是否通畅,有无呼吸气流;双侧鼻孔有无血液或脑脊液流出,鼻骨是否完整或变形。

（3）眼：观察眼球表面及晶状体有无出血、充血。了解患者视物是否清楚。观察眼周皮肤有无淤血、青紫、损伤等。

（4）耳：耳道有无异物，有无液体流出，了解患者听力有无异常。如有脑脊液流出，则提示有颅底骨折。

（5）面部：面色是否苍白、潮红或发绀，有无出汗。

（6）头颅：观察头皮有无外伤。注意头颅外形，有无畸形、凹陷，婴儿囟门有无凹陷或隆起。

3. 颈部体征　观察颈部外形与活动，有无损伤、出血、血肿，并观察气管是否居中。注意颈椎骨有无肿胀、疼痛或畸形，有无颈椎损伤，有无颈项强直。触摸颈动脉的强弱和节律。

4. 脊柱体征　检查时，用手平伸向患者后背，自上向下触摸，检查有无肿胀或畸形。在未确定是否存在脊髓损伤的情况下，切不可盲目搬动患者。

5. 胸部体征　检查锁骨有无异常隆起或变形，有无压痛，以确定有无骨折并定位。检查胸部有无创伤、出血或畸形，两侧胸廓是否对称。双手轻轻在胸部两侧施加压力，检查有无肋骨骨折。

6. 腹部体征　观察腹部外形有无膨隆、腹胀，注意腹式呼吸运动情况，以及有无创伤、出血，腹部有无压痛、反跳痛、肌紧张，有无移动性浊音等。

7. 骨盆体征　双手分别放在患者髋部两侧，轻轻施加压力，检查有无疼痛或骨折存在。观察外生殖器有无损伤。

8. 四肢体征　注意四肢主动活动情况，检查有无畸形、损伤、肿胀、压痛等。

三、急救护理措施

院外急救护理措施主要包括安置合适体位、维持呼吸功能、维持循环功能、建立静脉通路、实施现场急救技术等。

（一）安置合适体位

平卧位头偏向一侧或屈膝侧卧位，此种体位是最安全体位，可以使患者最大程度地放松，并有利于保持呼吸道通畅，防止误吸的发生。

松解患者的衣领、领带、裤带等。如有衣物、鞋袜、头盔需要脱去，方法如下：①脱上衣：先健侧后患侧。②脱长裤：患者取平卧位，从上到下，双下肢平直，不可随意抬高或弯曲。③脱鞋袜：托起并固定踝部，以减少震动。④脱头盔：如患者有头部创伤，头盔影响呼吸时，应及早去除。动作要稳妥，以免加重病情。方法为用力将头盔的边向外侧扳开，解除夹头的压力，将头盔向后上方托起，即可脱掉头盔。

（二）维持呼吸功能

包括吸氧、清除痰液及分泌物，保持呼吸道通畅。应用呼吸兴奋药和扩张支气管药物，进行口对口人工呼吸或呼吸机通气。对重度气胸的患者进行穿刺排气或胸腔闭式引流。

（三）维持循环功能

对心搏、呼吸骤停者立即给予胸外心脏按压。根据需要，可给予心电监测、电除颤、心脏起搏和药物治疗等。

（四）建立静脉通路

对抢救大出血、休克等危重患者尤为重要。最好选用静脉留置针。休克患者需建立 2 条静脉通路，首选上腔静脉系的静脉，如上肢、颈部的中大静脉，不宜选择末梢血管。

（五）现场急救

如心肺复苏、止血、包扎、固定、给药、转运等。

四、转运途中的护理

应根据不同的转运方式采取不同的护理措施。

（一）担架转运伤员的护理

1. 特点　不受地形限制。

2. 体位　患者取仰卧位。昏迷患者头偏向一侧。脊柱损伤患者卧于硬板上，保持脊柱的中立位。

3. 转运途中　尽量保持患者身体呈水平状态。抬运担架行走时，患者的足在前，头在后。

（二）汽车转运途中护理

1. 特点　快捷、舒适。

2. 护理要求　应以患者舒适为主。有些患者病变部位在行驶中须减震。脊柱损伤及骨折患者卧于硬板上，要防止车辆剧烈颠簸造成损伤加重。昏迷、呕吐患者应头偏向一侧，避免误吸或呼吸道阻塞。若病情变化，车辆行进中不能操作，应立即停车急救。

（三）列车转运伤员的护理

当大批伤员转运时，应注意以下几点：①对特殊或重伤员做出明显标志，便于作为重点观察护理对象；②做到勤查体、勤询问、勤处理、勤巡回，及时发现病情变化并及时处理；③全面观察、重点监护。

讨论与思考

1. 地震救灾现场，面对轻重缓急不一的各类伤员，院外急救时要遵循哪些原则？

2. 患者男性，40 岁，从 3m 高的脚手架上跌落。救护人员对其进行紧急护理体检，简述体检顺序和主要内容。

3. 结合急救原则，思考现场急救护理的措施。

（杨建芬）

第 3 章

医院急诊科管理

学习要点

1. 急诊科任务与设置
2. 急救绿色通道
3. 急诊科护理工作流程
4. 急诊科工作管理

急诊科是医院的窗口,在社会整体医疗工作中起着重要的作用,它是医院内病种最多最复杂、急危重症最集中的科室,是所有急诊患者入院救治的必经之地。急诊科除了承担接收急诊患者的任务外,还承担着院外急救、意外灾害性事故的抢救工作。急诊科工作水平的高低,直接体现了医院的管理水平和医疗护理质量。

第一节　急诊科的任务与设置

一、急诊科的任务

(一) 急诊

急诊科要 24h 随时应诊,急诊护士负责接收、预检分诊、治疗和护理患者,同时接收由院外救护转送而来的患者,并对其进行及时有效的后续救治。

(二) 急救

遇到突发事件或自然灾害发生时,医护人员要尽最大努力组织救护。急诊护士应与医师密切配合,制订各种急诊抢救的实施预案。对生命受到威胁的各种急、危、重症患者,要立即组织人力、物力进行及时有效的抢救,必要时在急诊科进行急诊手术抢救生命。

(三) 培训

完善各级各类急诊人员的岗位职责、规章制度和技术操作规范;培训急诊医学专业医师和护士,使其不断更新知识,快速成长。

(四) 科研

开展各种有关急诊病因、发病机制、诊断与治疗、护理等方面的研究工作,提高抢救成功率和治疗效果,分析研究急诊工作质量的监控。

二、急诊科的设置

一般情况下,500 张床位以下的医院设急诊室,500 张床位以上的医院设急诊科。急诊科的设置应本着方便患者顺利就医、最大限度节省诊前时间的原则。急诊科一般位于医院的一侧或前部。标志应醒目突出,便于寻找。白天应有指路标志,夜间应有指路灯指示。急诊科应有单独的出入口,设有缓坡道,使运送患者的车辆或轮椅可以直接到达门前(图 3-1)。急诊科的面积应与全院总床位数及急诊就诊总人次成合理的比例。通道要宽畅,一般以两边有候诊人员的情况下担架能顺利通过为宜。各功能分区应合理布局、设施完善、光线明亮、空气流通,对讲呼叫系统、电话通讯保持畅通。电源设置位置合理、数量充足,如有条件应设中心供氧和吸引管道系统。

(一)基础设施与布局

1. **分诊室** 是急诊患者就诊的第一站,故应设在急诊科入口处的明显位置。标志要鲜明,室内光线明亮,面积要充足。预检分诊工作一般由有经验的护士担任,具体负责分诊和挂号。分诊室要做到快速疏导患者进入各专科诊室或抢救室,合理分配医护人员,使患者得到快速诊断和治疗。分诊室应配有诊查台、候诊椅、对讲呼叫系统等装置,以便及时通知医师进行抢救。还需备有常用的医疗器械,如血压计、听诊器、体温计、手电筒、压舌板、就诊登记本和常用的化验单等。

2. **急诊各专科诊室** 综合性医院急诊科应分别设内科、外科、妇产科、眼科、耳鼻喉科、口腔科等专科诊室。室内除诊查床、桌椅外,还应备有各科常用检查器材,做到定期清洁消毒、定期检查其功能是否完好。儿科急诊要与成年人急诊科分开设置,应有单独的出入口,避免交叉感染。

3. **急诊抢救室**(图 3-2) 应设在靠近急诊科入口处,危重患者可由分诊室接诊后直接送入抢救室。抢救室内应有足够空间,门应高大,以便搬运患者。抢救室内一般设抢救床 3~6 张,最好为多功能抢救床,屋顶设环形输液架,并备有各种急救药品和抢救设备。

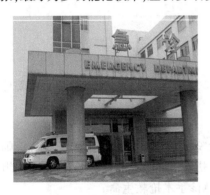

图 3-1　急诊科出入口

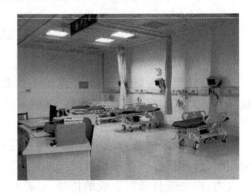

图 3-2　急诊抢救室

(1)常用的急救药品:血管活性药物、抗心律失常药物、强心药、中枢兴奋药、镇静镇痛药、止血药、解毒药、利尿脱水药、解痉平喘药、激素类药、局部麻醉药、抗过敏药等。这些药品应按照一定顺序存放于急救车内,便于随时推至床旁抢救。

（2）基本抢救仪器:急救车、心电图机、除颤器、心电监护仪、中心供氧装置、负压吸引系统、电动吸引器、洗胃机、简易呼吸器、呼吸机等。

（3）抢救备用物品:气管插管包、气管切开包、各种穿刺包、静脉切开包、导尿包、输液泵、微量注射泵、开腹包、清创缝合包、三腔二囊管、吸氧管、开口器、拉舌钳、牙垫、冰袋、冰帽、输液输血器、注射器、无菌手套、多头插座等。

4. 治疗室　应包括准备室、注射室、输液室等,应设在各专科诊室的中心位置。治疗室内应配有无菌物品柜、配液台、治疗桌、肌内注射和静脉穿刺盘、消毒用品。室内还应有空气消毒设备、照明设施、脚踏式或感应式洗手设施等。

5. 外科处置室　应紧靠外科诊室,设有检查床、清创台、洗手池、落地灯及各种清创缝合物品、各种消毒液、清创缝合包、敷料等。

6. 留观室（图 3-3）　留观对象为暂时不能确诊、病情尚不稳定,或虽经抢救治疗病情暂时稳定

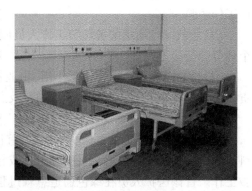

图 3-3　留观室

但尚需进一步住院治疗的患者。一般设观察床 20~30 张。留观室患者一般留观 24h,原则上 3~7d 内离院、转院或收住院。

重点提示

　　急诊抢救室中的药品、器械纷繁复杂。急诊护士必须熟悉不同药品种类、名称、剂量、剂型、作用、放置位置、用法,熟悉各种抢救器械和设备的使用、消毒、保养、检查方法,保证各类药品、器械设施随时处于应急备用状态。

（二）辅助设施与布局

辅助设施包括急诊挂号室、收费处、药房、化验室、放射科等。这些辅助科室也应设在急诊区域内,做到基本的 X 线片、B 超、CT 及常规化验等检查不出急诊区便可完成。

（三）急救绿色通道

急救绿色通道即急救生命绿色安全通道,是指对急、危、重症患者实行优先抢救、优先检查和优先住院的原则,医疗相关手续酌情补办。在我国目前医疗人力资源相对不足的情况下,建立急救绿色通道更能及时有效地抢救患者。

1. 急救绿色通道的基础设施要求

（1）方便有效的通信设备:根据医院的不同情况,选用对讲机、有线或移动电话、可视电话等通信设备,设立急救绿色通道专线,不间断地接收院内、院外的急救信息。

（2）急救绿色通道标志:在急救大厅设立简单明了的急救绿色通道标志,方便患者及家属迅速进入急救绿色通道的各个环节,包括在分诊室、抢救室、急诊手术室、急诊药房、急诊化验室、急诊影像中心、急诊留观室和急诊输液室等,均设有醒目的标志,可采用绿色或红色的标牌和箭头。

（3）急救绿色通道的医疗设备:应备有可移动的推车或病床、可充电或带电池的输液泵、

心电图机、多功能监护仪(监测心电、血压、经皮氧饱和度等,最好为便携式)、除颤起搏装置、固定和移动的负压吸引设备、气管插管设备、简易呼吸囊、面罩、呼吸机等。

2. 急救绿色通道的人员要求

(1)急救绿色通道的各个环节24h均有人值班,随时准备投入抢救,并配备3~4名护士协助工作。院内会诊10min内到位。

(2)急救绿色通道的各环节工作人员必须胜任各自工作,临床人员必须有2年以上的急诊工作经验。

(3)急救绿色通道的各环节工作人员应定期进行演练、培训,不断完善急救绿色通道中各个环节的衔接工作。

(4)设立急救绿色通道抢救小组,由业务院长领导,急诊科主任、护士长和各相关科室负责人参加。在全院医务人员和职工中普及急救绿色通道知识。

3. 急救绿色通道的管理制度

(1)急救绿色通道的首诊负责制度:首诊医护人员根据病情启动急救绿色通道,通知相关科室的人员,并及时报告科主任、护士长或相关院领导。科主任和护士长应随叫随到,组织抢救工作。首诊医护人员在绿色通道急救过程中要随时在场并做好各环节的交接。在适当的时候由患者家属和陪护者补办就医手续。

(2)急救绿色通道的记录制度:进入急救绿色通道的患者应有详细的登记,包括姓名、性别、年龄、住址、就诊时间、生命体征、初步诊断及陪护人员联系电话等。在患者的处方、辅助检查申请单、住院单等单据上加盖"急救绿色通道"的标志,保证患者抢救运送过程中畅通便捷。

(3)急救绿色通道的转送制度:医护人员在转送患者前必须电话通知相关人员,途中必须有急诊科首诊医护人员陪同,并有能力在途中进行抢救。交接班时应明确交代注意事项、诊疗经过及可能发生的各种情况。

(4)急救绿色通道的药品管理制度:急救绿色通道中的患者可根据病情需要先用药,后付款。应有专门人员负责保管和清点急救药品,随时补充药品,检查药品有效期。

第二节　急诊科护理工作程序

一、急诊科护理工作的特点

急救护理需要结合各专科护理与基础护理的综合知识,具有实践性强,操作技术要求高的特点,只有"稳、准、快"才能出色地完成急救护理工作。急救护理工作有以下特点。

(一)发病急骤、时间紧迫

需急救的患者多为突然起病或慢性病急性发作,或者遭受突发意外伤害,立即进行有效的救护是抢救成功的关键。这就要求护士有高度的责任感和敬业精神,分秒必争,迅速处理,争取抢救时间。

(二)随机性大、可控性小

急诊患者的就诊时间、就诊人数、病种及其危重程度均难以预料。尤其是遇到意外伤害,如交通事故、火灾、地震、海啸、传染病、急性中毒事件等,患者常集中就诊。因此,必须保持急诊科抢救设备、药品随时处于备用、够用状态;要求急诊护士必须具有应急、应变能力,完善各种应急措施,以使失误减少到最小。

(三) 病种复杂、专业性强

急诊患者病种复杂多变,病情危、急、重,尤其是疑难病例及复合伤,常涉及多器官、多系统,这就要求急诊护士知识广博,具有跨学科的过硬的护理知识和技能。

(四) 多方协作、社会参与

由于急诊患者疾病谱广泛,往往需要多个学科的协调参与。急、危、重症患者抢救时更是需要数名医护人员甚至是多科室医护人员共同完成抢救任务;此外,灾难医学中的一些情况发生时,如车祸、空难、地震、水灾等群体发病时,需要医院、交通、公安、消防、民政等多个社会部门协同完成,以合理分流,疏散转运,提高医疗资源的利用率,避免因延误救治而导致病情加重、伤残、死亡。这就要求急诊护士有高度协作精神,懂得协调沟通的技巧。

(五) 任务繁杂、责任重大

急诊工作的服务对象是需要快速救护处置的急、危、重症患者,急诊医护人员长期处在这种紧张繁忙的工作环境中,劳动强度大,精神高度紧张,因而要求选派技术水平高、身心健康、反应机敏的医护人员担任。

(六) 连续工作、服务性强

急诊科是全天面向所有人开放的医疗工作第一线,是医院面向社会的窗口。护理人员除了接触普通患者及家属,经常与各种传染病患者、无主患者等特殊患者打交道外,还需要与公安、民政、社区等多部门多层次人员接触。医疗过程中常涉及法律法规等因素,易成为社会关注的热点。这就要求急诊护理人员要有很强的组织纪律性和明确的岗位责任意识,重视与患者及家属的有效沟通,掌握心理护理的技巧,让患者满意的同时也能为医院带来良好的社会效益。

二、急诊科护理工作的流程

急诊科护理工作流程包括急诊接诊、分诊、处理 3 个方面(图 3-4)。这些环节紧密衔接,构成了急诊护理工作的基本流程。设置科学高效的急诊护理工作流程,使急诊护理管理工作更加标准化、规范化、程序化,最大限度地利用医疗资源,使患者得到更优质的服务,最大限度地降低急诊患者的伤残率、死亡率。

(一) 急诊接诊

预检护士对到达急诊科的患者要热情接待,将患者迅速接诊到位。一般急诊患者可坐着候诊,对危重患者应根据不同病情合理安置到抢救床、平车或轮椅上。如果由救护车等运输工具送来的急诊患者,护士应主动到急诊科门口接应,并与护送人员一起将患者搬运到合适的位置上。

(二) 急诊分诊

分诊是急诊护理工作中重要的内容,所有急诊患者均要通过预检分诊护士的分诊后,才能得到专科医师的诊治。如果分诊错误,则会延误抢救治疗时机,甚至危及患者生命,所以必须提高对分诊工作重要性的认识。

1. 分诊定义　分诊是指根据患者主诉及主要症状和体征,做出初步诊断并分清疾病的轻、重、缓、急,同时登记入册,以便安排相应专科急诊医师进行救治。

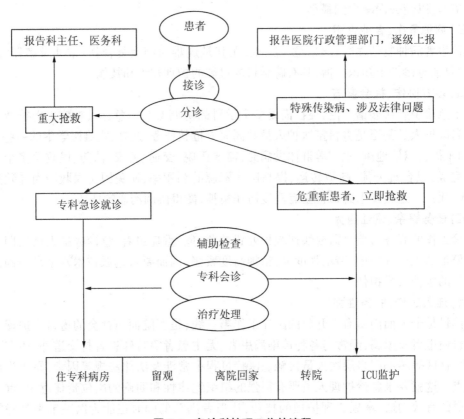

图3-4 急诊科护理工作的流程

2. 分诊要求

(1)急诊预检分诊护士必须由经验丰富、业务熟练、责任心强的较高年资护士担任。

(2)因患者随时来诊,分诊护士必须坚守工作岗位。

(3)急诊分诊一般应在2~5min完成。

(4)根据患者病情的轻、重、缓、急依次办理分诊就诊手续,并做好登记,包括姓名、性别、年龄、住址、联系电话、来诊时间,初步判断是否为传染病,以及就诊后的去向等。

(5)若为危重患者应立即启动绿色通道。

(6)遇成批患者时,应对患者进行快速检查、分类、分流处理,并立即报告上级部门。

(7)对可疑传染病患者,应隔离就诊。

3. 分诊方法

(1)询问:通过问诊,得到主诉及相关伴随症状,了解患者的感受、目前心理及社会状况,了解相关既往史、用药史、过敏史等。在问诊过程中注意识别患者及家属倾向性的描述是否与护士自己所观察到的情况相吻合,结合进一步体检,使收集到的资料真实全面。

(2)体检:护士运用眼、耳、鼻、手等感觉器官和压舌板、手电筒、体温计、血压计、听诊器等简单工具进行视、触、叩、听、嗅等护理查体,如血压、脉搏、体温、意识、瞳孔、面容、步态等一般情况的检查;呼吸中是否有乙醇味、烂苹果味、大蒜味等特殊气味;正确判断疼痛部位及性质。

（3）其他：观察呕吐物、排泄物和分泌物的颜色、性状等，并结合血液、尿液、粪便、心电图、快速血糖等辅助检查，迅速进行初步判断，并送往相关诊室就诊。危重患者应立即送入抢救室进行抢救，然后再补办手续。

4. 病情分类

Ⅰ类（危重症）：患者生命体征极不稳定，若不争分夺秒地紧急救治，可危及生命。如心搏、呼吸骤停，各种休克，昏迷，大出血，严重的心律失常，严重的呼吸困难，急性重度中毒，大面积烧伤，反复抽搐等。

Ⅱ类（急重症）：有潜在的危险，病情有可能急剧变化，需要紧急处理与严密观察，如急性心肌梗死、急性脑血管病、急腹症、各种危象、高热、严重创伤等。

Ⅲ类（亚紧急症）：一般急诊，患者生命体征尚稳定，没有严重的并发症，如闭合性骨折、尿潴留、小面积烧伤等。

Ⅳ类（非紧急症）：可等候，如轻、中度发热，软组织损伤等。

（三）急诊处理

1. 一般患者处理　由分诊护士送到相关诊室就诊，遵医嘱执行各项治疗，视病情转归分别将患者收入专科病房、急诊留观室或转院、出院。

2. 危重患者处理　病情危急的患者应立即送入抢救室紧急抢救，之后可进入重症监护病房（ICU）进行加强监护。在医师到来之前护士先采取必要的应急措施，争取抢救时间，如心肺脑复苏、吸氧、吸痰、建立静脉通路等。医护人员抢救患者应有详细的抢救记录。待病情稳定、允许移动时可转出抢救室。需要手术者应通知手术室做准备。

3. 成批患者处理　遇成批患者就诊时，护士除积极参与抢救外，还应立即通知上级部门，协助调配各专业医护人员，尽快使患者得到分流处理。复合伤患者涉及 2 个科室以上的，应由病情最严重的科室首先负责处理，其他科室密切配合。

4. 特殊患者处理　因交通事故、吸毒、自杀、斗殴等涉及法律问题者，给予紧急救治的同时，应立即通知有关部门。对于由路人或警察送来的无主患者，应先处理病情，同时设法找到其亲属。对疑似传染病患者应将其进行隔离，确诊后及时转入传染科，同时做好传染病报告与消毒隔离工作。

5. 患者转运处理　对需要行辅助检查、住院、转 ICU、去急诊手术室的患者，途中均应由医护人员陪送监护，确保途中安全，并做好交接工作。

6. 清洁消毒处理　按规定要求做好用物、场地、空间清洁消毒以及排泄物的处理。

7. 标本处理　患者的血液、尿液、粪便、痰液等标本要及时送检。需做 X 线摄片、B 超、CT 等检查应有专人陪送。

8. 完善各项病历记录　严格执行床旁交接班制度、查对制度、口头医嘱复述制度、伤情疫情报告制度。

（重点提示）

在接诊、分诊、处理的每个环节中，护士均应随时观察患者的病情变化，包括一般情况、生命体征、意识状态、瞳孔、自理能力、心理状态、治疗后反应等。

三、护患沟通

在急诊科这一特殊的工作环境里,护士必须了解急诊患者和家属的心理特点,运用有效的沟通方式,努力建立起和谐良好的护患关系,提供高水平、人性化的护理,全面提高护理质量。

(一)急诊患者及家属的心理特点

1. 恐惧感　由于各种急性病变出现高热、疼痛、出血、呼吸困难等躯体上的症状,患者往往感到不明原因、预后难测、心神不安,产生焦虑与恐惧感。同时,各类仪器设备的使用、旁边其他患者痛苦的表情与呻吟,又进一步加重了患者的恐惧感。

2. 优先感　急诊患者及家属往往认为自己的病情最重,要优先处理,否则就出现不满的情绪,从而加重病情。

3. 陌生感　急诊患者来到急诊室,对陌生的医护人员以及周围紧张忙碌的环境、复杂的仪器设备、各种信号灯闪烁和报警声音都会产生陌生感和不安全感。

4. 无助感　患者及家属在反复检查、会诊过程中,因不能得到确切的诊断治疗信息,会产生焦虑及无助感。

(二)建立良好的护患关系

1. 护士应做到分诊快速准确,减少患者等候或辗转会诊的时间。若不能满足患者即刻就医的需要,应耐心解释取得其理解。

2. 护士应主动向患者及家属介绍就诊流程,急诊室、化验室、输液室、药房、收费处等所处的位置,治疗项目及时间的安排等内容,使他们尽快熟悉环境,消除陌生感和恐惧感,自觉遵守医院规定并配合治疗。

3. 护士应具有扎实丰富的专业理论知识,娴熟规范的操作技能,沉着果断的工作作风,热情诚恳的服务态度,赢得患者和家属的尊重和信任,消除患者紧张情绪,建立良好的护患关系。

4. 护士应合理安排检查、治疗、护理操作的时间,使患者尽可能得到安静、舒适的休息,以利于患者身心恢复。

5. 护士应尊重患者及家属的知情权,及时解释病情,耐心回答患者疑问,以消除患者顾虑,积极配合治疗。

6. 护士应做好与患者家属的沟通与指导工作,使他们能支持协同护理工作,尽可能多陪伴患者,消除其孤独感和无助感。若出现病情突变、病危等情况,应立即通知家属,尊重家属意愿,必要时请家属签字。对抢救无效死亡的患者,做好家属的心理安慰与疏导,严肃认真地做好死者的善后护理,体现对死者的尊重。

第三节　急诊科护理工作管理

一、急诊科的制度管理

根据《全国医院工作条例》有关急诊方面的相关规定,结合所在医院的实际情况,制定出急诊科工作的规章制度,包括首诊负责制度、预检分诊制度、急诊抢救制度、急诊留观制度、急诊值班和交接班制度、急诊查房制度、急诊监护室工作制度、消毒隔离制度、急诊科物品管理制度、出诊抢救制度、救护车使用制度、疑难或死亡病例讨论制度等。同时,制定各项急救规程和急救技术操作规范。

二、急诊科的人员管理

医院根据急诊任务的轻重及医院人员编制情况确定急诊科的编制。急诊医师应至少具有3 年以上临床工作经验,并注意医师年龄、性别、学历、工作经历、业务专长等结构搭配合理,保证急诊工作质量。进修医师和实习医师不得单独值急诊班。实行急诊医师轮转制的应以 1 年轮转为宜。

急诊护士必须具有一定的临床经验,并经过专门的系统培训,需具备以下素质。

1. 医德高尚　一切从患者利益出发,不怕脏、不怕累,急救争分夺秒,工作严谨细致,具有强烈的救死扶伤和人道主义精神。

2. 业务娴熟　具有各种专科疾病的医疗护理知识,熟悉抢救药品及各种急救设备、监护仪器的使用方法,正确熟练地进行急诊患者的评估、各种急救护理技术的操作。

3. 身心健康　急诊工作节奏紧张,体力消耗强度大,护理人员需要有强健的体魄,同时还要有良好的心理素质,思维敏捷,沉着冷静,意志坚韧,并有积极的团队合作精神。

急诊科根据自身规模,可配备卫生员、护理员、安保人员及相关辅助科室人员。医院应成立急救领导小组,由院长任组长,成员有主管业务副院长、医务处与护理部负责人、急诊科与门诊部负责人、各科室科主任与护士长等,制定重大抢救任务、突击抢救任务应急预案,遇重大抢救任务时可统筹协调全院力量参与到急救工作中。

三、急诊科的物品管理

急诊科的各种设备仪器及急救药品均需定人保管、定数量品种、定点安置、定期检查、定期消毒、定期保养维修、定时清点,使用后要及时补足,每班严格交接,不得外借,保证各种医疗器材和药品随时处于完好备用状态。

讨论与思考

1. 根据急诊科护理工作的特点,思考如何成为一名出色的急诊科护士。

2. 如果你是一名急诊科护士,如何接诊一位突发腹痛的中年女性患者?

3. 如何理解急救绿色通道?

4. 针对急诊患者及家属的心理特点,你该如何开展心理护理?

（卢　丽）

第4章

重 症 监 护

学习要点

1. 重症监护病房(ICU)的概念及功能
2. ICU 的感染控制措施
3. ICU 患者的收治程序与对象
4. 体温监护及其异常分析
5. 脉搏血氧饱和度监测及其注意事项
6. 常用动脉血气分析指标的结果判断
7. 人工呼吸机的使用监护
8. 中心静脉压、肺毛细血管楔压监测值的临床意义分析

重症监护病房(intensive care unit,ICU)是根据现代医学理论,利用先进仪器设备,运用现代医疗护理技术对危重病患者进行集中监测和强化治疗的一种专门医疗单位。ICU 起源于第二次世界大战时期,现已成为急救系统的重要组成部分,具有危重患者集中、救治经验丰富的医护人员集中以及现代化的先进监护和治疗仪器设备集中的特点。

ICU 的主要功能是对因各种原因导致一个或多个器官与系统功能障碍危及生命或具有潜在高危因素的患者,进行系统的、及时的和动态的监测,并及时采取积极的治疗措施和高质量的护理,最大限度地挽救危重症患者的生命,改善生存质量。

第一节　ICU 的组织与管理

一、ICU 的设置

(一)ICU 模式

ICU 模式主要由医院的规模和条件决定,根据所收治患者专业范围不同,可分为以下几种:

1. 综合 ICU　是一个独立的临床科室,收治医院各科室的危重患者。综合 ICU 抢救水平

应该代表全院最高水平。目前国内 ICU 发展趋势仍以综合 ICU 和专科 ICU 为主。

2. 专科 ICU 是某一专科建立的,专门收治本专科危重患者的重症监护病房,其医护人员对抢救本专业的危重病员有较丰富的经验。如心血管内科的 CCU(cardiac care unit)、呼吸内科的 RICU(respiratory ICU)、神经外科的 NICU(neurosurgical ICU)、急诊的 EICU(emergency ICU)等。

3. 部分综合 ICU 介于专科 ICU 与综合 ICU 之间,是多个邻近专科联合建立的 ICU,如外科 ICU、内科 ICU 等。

(二)具体设置

1. 环境设置 综合性 ICU 应位于方便患者转运、检查、治疗和抢救的中心地带,最好远离人流量大的交通要道,以减少对患者的打扰和环境的污染。专科 ICU 一般设在专科病房之中,以便于管理和医护人员的调配。

ICU 病房建筑装饰必须遵循不产尘、不积尘、耐腐蚀、防潮防霉、防静电、易清洁和符合防火要求的总原则。地面覆盖物、墙壁和天花板应尽量采用高吸音的建筑材料,以减低噪声。根据国际噪声协会的建议,ICU 白天的噪声最好不超过 45 分贝,傍晚不超过 40 分贝,夜晚不超过 20 分贝。

房间应具备良好的通风、采光条件。设空气过滤装置或空气净化系统。室内设空调和温湿度调节设备,使室温保持在 20~24℃,湿度保持在 50%~60%。室内应挂有日历、时钟,使患者有日夜、时间区分,防止个体生物钟紊乱。

室内布局一方面要使患者有安全感、舒适感;另一方面要满足医护人员对危重患者进行抢救、监测、治疗和护理的需要。设小室和大室,小室 1~2 床,大室可设多个床位。同时应有 1~2 个单间,面积稍大,用于特殊患者的隔离。室内空间要足够大,各种仪器设备应布局合理,以方便抢救治疗和减少患者间的相互干扰。每室应配有洗手池,便于洗手。

基本辅助用房包括医师办公室、主任办公室、工作人员休息室、治疗室、值班室、更衣室、储藏室、污物处理室、盥洗室等,有条件的可配置示教室、家属接待室等。所有辅助间应设在 ICU 清洁区以外,更衣室紧靠 ICU 入口。

2. 床位设置 ICU 床位设置要根据医院等级和实际收治患者的需要来确定。一般综合性医院综合 ICU 床位数量应占全院总床位的 1%~2%,一般以 8~12 张床位、床位使用率 65%~75% 为经济、合理。但在某些专科,如心脏外科,ICU 床位可达到 10% 以上。每张床位占地面积 15~18m²,床距不少于 1.5m。病床应是多功能的,有脚轮及制动装置,并可调节高度及倾斜度,床头、床脚可摇高摇低,并能拆装,两侧有可调床栏。每个病床床头应配置氧气、负压吸引等插口,不同型号的电源插座 8~10 个。每张病床配强光源照明灯和地灯,强光源照明灯供急救、治疗、观察等操作时使用,地灯供晚间使用。天花板应装有可移动输液悬吊装置及围帘。

3. 中心监护站设置 中心监护站原则上应该设置在所有病床的中央地区,稍高出病室地面,以方便出入,能够直接观察到所有患者为佳。病床围绕中心监护站周围,呈扇形、环形、长方形结构排列。中心站内放置监护及记录仪、电子计算机及其他设备,是各种检测记录的场所。

4. 人员配置 ICU 各类危重患者集中,工作量大,要求医护人员相对固定,能适应紧张、应急的工作,具有良好的身体素质、业务素质、心理素质,较强的责任感和无私奉献的精神。

ICU 医护人员的配备要明显高于其他科室。对于一般综合性 ICU,医师与床位的比例要求达到(1.5~2)：1；护士与床位的比例为(3~4)：1，在班护士与床位比应保证在(2~3)：1，主管护师、护师、护士形成梯队，注意以资历较深、经验丰富的技术骨干与年轻护士相结合。设护士长 1~2 名，负责科室管理、人员培训、质量控制工作，并参与行政管理。

5. 设备设置　除具备普通病区日常所需的设备以外，必须配置必要的监护设备和抢救治疗设备。

常用的监护设备有：多功能生命体征监测仪、呼吸功能监测装置、血气分析仪、血氧饱和度监测仪、血流动力学监测设备、心电图机等。影像学检查仪器包括：床边 X 线机、床旁 B 超、纤维支气管镜等。常用的治疗设备有：简易呼吸器、人工呼吸机、心脏除颤仪、临时心脏起搏器、主动脉球囊反搏装置、血液净化装置、气管插管及切开所需急救器材、输液泵、微泵、雾化器、降温毯、冰帽、营养液配置净化台等。

二、ICU 的管理

(一)医护人员的管理

ICU 实行院长领导下的科主任负责制，负责科内全面工作。护士长负责病房的管理工作，包括护理人员排班、护理质量检查、监督医嘱执行情况及护理文件书写等情况。科室有经过严格的专业理论和技术培训的相对固定的医护队伍，既有分工又有协作，并且需要不断地学习交流，业务培训，加强知识更新。同时引入竞争机制，营造积极向上的良好氛围，不断地总结经验与教训，在实践中形成一支具有精湛技术水平、良好职业道德和优质高效工作质量的危重症救护队伍。

(二)制度管理

ICU 必须建立健全一套具有 ICU 专科特点的规章制度和各种操作常规，制定各类人员的工作职责，规范诊疗行为，保证 ICU 的工作质量。包括：ICU 出入制度、医疗质量控制制度、抢救设备操作管理制度、医患沟通制度、岗位责任制、查房制度、会诊制度、抢救制度、交接班制度、院内感染控制制度、探视制度、突发事件的应急预案、人员紧急召集制度和临床诊疗及医疗护理操作常规等。

(三)设备管理

ICU 配备多种监护、治疗设备和日常所需设备，必须建立和健全设备管理制度。

1. 各种设备应做到五定、四防：定人负责、定点放置、定期检查、定期消毒、定期保养维修；防潮、防热、防腐蚀、防震。

2. ICU 医护人员都应了解各种仪器的性能，掌握仪器的操作、消毒及管理。

3. 及时进行仪器的清洁、消毒，定期检查和维修；使用后正确调整和检查，使其处于良好的备用状态。一旦发生故障，要及时报告、记录，由专职技师负责排除。

4. 搬动机器时应先关机，注意防震或磁场干扰。

5. ICU 仪器、设备由专人负责，应建立档案、登记造册、保存说明书及维修卡等，一般不得外借或挪用。每班均要对仪器设备进行交接和记录。

(四)安全管理

由于 ICU 应用多种仪器设备，消防和用电安全是十分重要的问题，必须加强警惕，严格按照操作规程连接和使用仪器，避免发生漏电和意外事故。

患者在 ICU 住院期间,要注意安全。视觉障碍、意识改变、麻醉未醒阶段及小儿等患者需常规使用床栏。使用约束带者应记录使用约束带的类型、部位、使用时间及终止时间,需每小时检查约束部位的血液循环并记录,不需要时应及时解除。严格执行交接班制度。

转送患者时要保证安全。至少安排 2 名熟练 ICU 技能的医护人员护送,途中维持静脉通路畅通,密切监测生命体征,防止意外损伤。转运患者的平车必须有床栏保护。机械通气患者转运途中需有供氧装置,以便继续维持呼吸功能,准备简易呼吸器备用。昏迷患者需开通气道。头颈部外伤患者需有颈托。

> **重点提示**
>
> 转送患者时必须做好转运前评估,选择转运途中需要使用的监测仪器及药物,如心电监护、血压监测、血氧饱和度监测要持续进行,抢救用药和必要的支持治疗不能停止。

三、ICU 的感染控制

ICU 是院内感染的高发区,也是细菌高度耐药区域。其原因为:患者病情重,病种复杂,感染的患者相对较集中;患者机体免疫力降低,易感性增加;ICU 常驻细菌大都是对多种抗生素耐药的菌株等。因此,降低 ICU 院内感染发生率是提高抢救成功率的关键。ICU 感染控制措施包括以下几方面。

(一)严格人员管理

1. 限制人员出入　ICU 空气污染最严重的区域为出入口处和走道,特别是医师查房、护士交接班、家属探视时间更为严重,因此应将进入 ICU 的人员减少到最低限度,包括减少医师、护士不必要的出入;不允许家属陪护;限制探视人员的数量及停留时间,患者家属进入 ICU 后在室内停留时间不应超过 10min。

2. 严格更衣、换鞋制度　工作人员进入 ICU 应更换室内专用工作服、工作鞋。外出时换外出工作服和工作鞋。治疗护理特殊感染患者时,应穿隔离衣。探视人员进入 ICU 也应更换清洁的外衣和鞋子。

3. 有效的洗手制度　院内感染可能通过医护人员的双手传播,医护人员应养成勤洗手的习惯,注意在接触患者前后、各种技术操作前后、处理两个患者之间、进入或离开 ICU 时必须洗手或使用免洗手部消毒液。接触患者的血液、体液、排泄物、分泌物必须戴手套。

(二)严格环境和物品消毒管理

1. 环境要求:ICU 应与外界隔离,有较好的空气净化装置,保证空气经过过滤再进入病室,并且从清洁端流向非清洁端。入口处应铺设吸尘胶垫。ICU 应设有单间病室,用以收治严重创伤、感染及免疫力低下的患者。

2. 重视室内卫生:室内应采用湿式清扫,防止灰尘飞扬,地面每日用含氯消毒液拖擦 4 次以上,拖把分区放置、固定使用、定期更换。每日定时消毒、净化空气,每周进行 1 次室内大清扫,每月进行 1 次密闭式消毒。

3. 严格执行消毒隔离制度:凡患者使用过的器械按消毒—清洗—灭菌流程处理。呼吸机湿化液、湿化器每日更换,呼吸机管路酌情每日或每周更换,及时清除管路中的冷凝水。尽量使用一次性治疗与护理用品,如注射器、吸痰管等,使用后集中处置。各种抢救或监护器械在使用后应进行表面消毒,如消毒液擦拭、浸泡、熏蒸消毒。定期进行手、物体表面及空气培养,严格控制细菌菌落数,工作人员手或物体表面细菌菌落数<5cfu/m³,空气细菌菌落数<200cfu/m³。

重点提示

保证工作人员手或物体表面、空气细菌菌落数符合卫生学标准是ICU感染控制的重要措施之一。

4. 保持创面、穿刺和插管部位无菌:引流液和分泌物常规、定期做细菌培养,所有导管拔出时均应做细菌培养及药敏试验,以便尽早发现感染并及时治疗。

5. 加强患者基础护理,防止皮肤、口腔、肺部、泌尿系统感染。

6. 气管切开及介入性治疗,病情允许时应尽早停止。

7. 患者转科或出院后需彻底消毒病室及床单元,患者死亡后要严格按要求进行终末消毒。

(三)建立严格的监测报告制度

1. ICU空气微生物监测每月一次。

2. 定期对患者的感染发生情况、医护人员的带菌情况、细菌耐药情况进行分析,记录存档,并针对性地修订和落实各项隔离消毒措施,降低感染的发生率。

3. 发现感染暴发应迅速查清原因,组织力量给予控制,防止其进一步蔓延。

第二节 ICU的收治对象、程序与治疗原则

一、收治对象

因急性器官功能不全或有症状表示即将发生器官功能不全而危及生命,需要用特殊的医疗监护仪器施行系统监测,并需要医护人员提供不间断的医疗救护的患者可收入ICU。

1. 危及生命的急性可逆性危重病 经过ICU的严密监护和加强治疗,下列患者有可能在短期内得到康复。

(1)心肺脑复苏后需要支持及监护者。

(2)严重创伤、多发伤、复合伤者。

(3)急性物理、化学因素导致的危重患者,如中毒、溺水、触电、中暑等。

(4)各类休克、大出血及多器官功能衰竭者。

2. 具有潜在生命危险的高危患者 ICU可降低下列患者的死亡风险,促进康复。

(1)各种大手术后及术后易发生意外的高危患者。

(2)呼吸功能障碍需行呼吸管理或呼吸支持者。

(3)严重水、电解质及酸碱失衡者。

3. 慢性疾病的急性加重期 ICU可以帮助下列患者度过急性期,减少并发症。

（1）急性心肌梗死、严重心律失常、急性心力衰竭、不稳定型心绞痛者。

（2）严重代谢障碍性疾病，如甲状腺、肾上腺、胰岛和垂体等内分泌危象者。

下述患者不是 ICU 的收治对象：脑死亡、并存急性传染病、无急性症状的慢性病患者、老龄自然死亡濒死期、慢性消耗性疾病的终末状态、恶性肿瘤患者的临终状态、治疗无望或因某种原因放弃治疗者等。对不属于 ICU 适应证的应严格禁止收入，以免占用 ICU 有限的医疗资源。

重点提示

急慢性疾病的不可逆性恶化、恶性肿瘤患者的临终状态等，不是 ICU 的收治对象。

二、收治程序

1. ICU 专科医师决定是否收入 ICU　ICU 收治对象可以来自院内住院患者，也可来自急诊或从外院会诊转入。凡拟转入 ICU 的患者，均应由患者所在科室医师提出会诊申请，经 ICU 医师会诊后决定是否收入 ICU。外院患者必须由 ICU 科主任会诊同意后收入 ICU。

2. ICU 需预先做好抢救准备工作　ICU 护士应根据患者的诊断、治疗、病情发展及转入目的准备好床单元、呼吸机、监护仪及所需的用品。

3. 严格做好交接班　患者由原科室医师及护士护送转入，护送人员应向 ICU 医师和护士介绍病情和救治经过。ICU 接班护士要全面评估患者的神志、瞳孔、生命体征、皮肤、肢体活动、静脉通路等情况，并了解患者的出入液体量、用药、各种引流、最近一次检验结果等情况。

4. 出具病危通知　患者转入 ICU 后，医师应常规出具病危通知书，并向患者的家属解释病情和检查治疗情况，以取得其理解与配合。

三、治疗原则

治疗中应树立整体观念，明确治疗的先后缓急；同时由于危重患者的复杂性，需要多科室、多专业的医师密切合作，共同管理与治疗才能有效地提高诊疗水平。

ICU 主治医师负有患者管理与治疗的主要责任和决定权，负责解决威胁患者生命的主要问题及全身器官功能的监测与支持，包括维持气道通畅、气管插管、机械通气、胸外心脏按压、除颤、起搏、脑复苏、持续生命体征及各脏器功能监测、各脏器功能支持，水、电解质和酸碱失衡纠正、营养支持等。

患者的原发病由原专科医师负责，原来的经管医师仍然是该患者的主管医师。ICU 医师应把更多的原发病处理交给专科医师。专科医师一般要求每天至少巡视患者 1 次，向 ICU 医师提出治疗要求和建议，并及时响应 ICU 任何时候提出的会诊请求。ICU 医师应将患者病情和治疗计划详细向专科医师报告，并充分听取原专科医师的意见，及时调整治疗方案。当 ICU 医师与专科医师之间出现治疗意见的分歧时，应商讨解决。

第三节 ICU监护内容与分级

一、监护内容

ICU的重要功能是利用先进精密的医疗设备及现代医疗护理技术,对危重患者的生理指标进行多参数、实时、连续地监测和分析,并及时采取相应的治疗措施,从而达到挽救生命、治愈疾病的目的,还可有效预防意外事件的发生。

ICU监护的内容很广,包括一般监护和专科系统监护。

一般监护的内容主要有患者的体温、呼吸、血压、心电、氧饱和度、意识6项基础监测;皮肤、口腔、尿路是否舒适及有无并发感染;患者心理状况;饮食及营养;各种引流管是否通畅及引流物的性状;液体出入量;四肢活动及功能锻炼情况;所使用仪器设备的工作状态;血糖、尿糖、尿比重、血气分析、血电解质等各种化验数据和用药情况等。

专科系统监护可按呼吸、循环、消化、泌尿、血液、代谢和营养、内分泌和中枢神经系统划分,因专科疾病不同而有不同的监护侧重点。

二、监护分级

ICU的监护内容广泛,如果根据不同病种及病情,有目的地选择适宜监护项目,就可以避免给患者增加不必要的痛苦和经济负担,减少不必要的浪费。因此,根据患者全身脏器的功能状况及对监测水平的不同需求,临床上将ICU监护分为以下3级。

(一)一级监护

一级监护适用于有2个以上脏器衰竭的患者,这种患者病情重、生命体征不稳定、随时有死亡可能。

1. 连续监测心电图、动脉血压;每2~4小时测中心静脉压和(或)肺毛细血管楔压;每8小时测心排血量。

2. 连续监测脉搏氧饱和度;每小时测呼吸频率;每4~6小时进行动脉血气检测。行机械通气治疗时,应显示潮气量、通气频率、吸入氧浓度及气管内压力等。

3. 测每小时尿量及尿比重;每4~6小时总结液体出入量。

4. 每12小时测血糖、血电解质及血细胞比容;每日检测血常规、血尿素氮及肌酐。根据情况,随时行胸部X线检查。

5. 每4~6小时测体温,必要时连续监测。

(二)二级监护

二级监护一般适用于1~2个脏器功能衰竭,需进行受损脏器支持治疗的患者。此类患者生命体征相对稳定,目前死亡可能性不大。

1. 连续监测心电图;每1~2小时测动脉血压一次;每2~4小时测中心静脉压。

2. 每小时测呼吸频率;每8小时进行动脉血气检测。使用呼吸机者,连续监测潮气量、吸入氧浓度及气管内压力。

3. 每2小时测尿量及尿比重;每8小时总结液体出入量。

4. 每日检测血常规、尿常规、血糖、血电解质、血尿素氮。根据情况,可以随时行胸部X线检查。

5. 每8小时测体温。

(三)三级监护

三级监护适用于经过积极治疗,已脱离危险的恢复期患者和大手术后的患者。

1. 连续监测心电图;每1~2小时测动脉血压一次。

2. 每1~2小时测呼吸频率;每日进行动脉血气检测。

3. 监测尿量及尿比重;每24小时总结液体出入量。

4. 每日检测血常规、尿常规、血糖、血电解质;必要时行肝、肾功能及胸部X线检查。

5. 每8小时测体温。

监护的分级是人为划分的,ICU均为重症患者,病情变化快,监护的项目及时间应根据患者的病情变化随时调整。

第四节 常用重症监护技术

利用先进精密的医疗设备及现代医疗护理技术对危重患者进行持续生理指标监护,可以估计各器官功能状况,早期发现危及生命的征象,防止各器官功能进一步损害和发生并发症,从而有利于病情的判断及治疗,因此,ICU护士要掌握各项监护技术。

一、体温监护

人体的体温调节是通过自主神经系统而实现的,监测体温变化是一项简便易行的反映病情变化的指标。各种原因致使机体的体温调节中枢功能紊乱以及物理作用的影响,均可造成体温高于或低于正常。对危重患者进行体温监护是不可缺少的一项重要工作。对脑复苏的患者了解降温与复温的程度,还有助于脑功能恢复效果的判断。

(一)测温部位及正常体温

成年人正常体温随测量部位不同而异,常用的测温部位有腋下、直肠和口腔。测温方法有接触式测温法和非接触式测温法,非接触式测温法有外耳道测温法、红外热像仪测温法等。

1. 中心温度 将测温电极置于食管、鼻咽、耳膜、直肠等部位,所测温度为中心温度。食管上端接近气管、支气管中段,温度易受周围空气影响。食管远端接近心脏和大血管,温度随中心温度改变迅速。深部鼻咽温度接近颅底,可反映脑部温度,但清醒者不易接受。鼓膜温度可反映流经脑部血流的温度,与脑部温度非常接近。直肠温度正常为36.5~37.5℃,比较恒定,临床应用较多,但易受排便影响,中心温度变化时反应较慢。

2. 体表温度 体表温度常用的测量部位为口腔舌下和腋下,操作简便,但精确性欠佳。腋下温度一般比口腔温度低0.3~0.5℃,比直肠温度低0.5~1℃。因口腔温度测量不能用于意识不清和小儿患者,在ICU患者应用有诸多不宜,已逐渐被腋下温度代替。正常腋下体温为36~37℃,口腔体温为36.3~37.2℃。选用一指(趾)为测温点,所测温度为皮肤温度或外周温度,正常情况下人体中心温度与皮肤温度之差应小于2℃。皮肤温度易受环境等因素影响,各部位温差大,多点测量后取平均值有临床意义。

正常人体温清晨稍低,起床后逐渐升高,下午或傍晚稍高,剧烈运动、劳动或进餐后体温也可略升高,但波动范围一般不超过1℃。妇女在月经前及妊娠期体温稍高于正常,老年人因代谢率下降,体温相对低于青壮年。

(二)异常体温

体温异常分为体温升高(发热)和体温降低两种。

发热按体温升高的程度(腋温)分为:37.3~38℃为低热,38.1~39℃为中度发热,39.1~41℃为高热,41℃以上为超高热。发热的热型有稽留热、弛张热、间歇热、回归热、波状热和不规则热。

体温降低按程度(腋温)分为:35~33℃为浅低温,33~28℃为中度低温,28~18℃为深低温,小于18℃为超低温。

(三)临床意义

1. 体温升高见于感染、创伤、手术后、中暑、肿瘤及免疫性疾病等。

2. 体温过低见于严重败血症、循环衰竭、机体抵抗力极度下降、代谢水平低下或过长时间暴露在低温环境等。

3. 正常情况下平均体表温度与中心温度之差应小于2℃。如果平均体表温度低于中心温度3~4℃,提示可能有低血容量、心功能衰竭、疼痛、低氧血症、酸中毒等致微循环功能不良的情况存在。体温的连续监测,可以帮助判断外周循环灌注是否减少或改善,如果温差进行性扩大,提示病情恶化。

二、呼吸系统功能监护

呼吸功能障碍将威胁到人的生命。对危重患者的呼吸系统功能进行监护,及时发现病情变化,尽早给予预防、治疗及抢救是 ICU 中极为重要的一项工作内容,具有重要的临床意义。

(一)呼吸观察

1. 呼吸频率　正常成年人安静状态下呼吸频率为 16~20/min。超过 24/min 称呼吸增快,见于发热、疼痛、贫血和甲状腺功能亢进症等;低于 10/min 称呼吸减慢,见于麻醉药、镇静药过量和颅内压增高等。

2. 呼吸深度　正常呼吸规则、平稳。糖尿病酮症酸中毒和尿毒症酸中毒等患者可出现深而大的深度呼吸;呼吸肌麻痹、肺及胸膜疾病和濒死患者可出现浅而不规则的浅快呼吸。

3. 呼吸节律　正常呼吸节律规则。脑炎、脑膜炎、颅内压增高及中毒等患者可出现潮式呼吸;临终前的患者可发生间断呼吸。

4. 呼吸声音　正常呼吸均匀接近无声。喉头水肿、喉头异物的患者,在吸气时可发出蝉鸣样的呼吸声;昏迷及气管或支气管内有较多分泌物的患者,可出现鼾声呼吸。

5. 呼吸形态　正常成年男性及儿童以腹式呼吸为主,成年女性以胸式呼吸为主。肺、胸膜或胸壁疾病患者,如肺炎、胸膜炎、肋骨骨折等,胸式呼吸可减弱,而腹式呼吸增强;腹膜炎、大量腹水或腹腔占位病变等患者膈肌下降受限,腹式呼吸减弱,而胸式呼吸增强。

6. 有无呼吸困难　正常呼吸不费力。上呼吸道部分梗阻者可出现吸气性呼吸困难,如喉头水肿、气管异物;下呼吸道部分梗阻者可出现呼气性呼吸困难,如阻塞性肺气肿;重症肺炎、广泛肺纤维化、大面积肺不张及大量胸腔积液等肺部病变可出现混合性呼吸困难。

(二)脉搏血氧饱和度监测

脉搏血氧饱和度监测(SpO_2)是一种简便、无创的动脉氧饱和度监测方法,可连续监测,因此,该技术在 ICU 应用广泛,在很多情况下被列为标准监测项目,也被称为第五生命体征监测。正常值为 96%~100%，新生儿不低于 91%~94%。

SpO_2 在一定范围内随动脉血氧分压（PO_2）的升降而变化，所以监测 SpO_2 可间接了解患者动脉血氧分压的高低。而 SpO_2 比 PO_2 的变化更灵敏，特别是当 PO_2 小于 60mmHg 时，SpO_2 下降比 PO_2 降低更为迅速，有助于早期发现危重症患者的低氧血症，指导机械通气模式和吸氧浓度的调整。

> ### 重点提示
>
> 一氧化碳中毒患者不能用 SpO_2 值评估其氧合情况，否则会贻误病情。

（三）呼气末二氧化碳分压监测

ICU 危重患者需密切监护其通气功能，以便及早发现问题并给予处理。呼气末二氧化碳分压（$PETCO_2$）是将红外线二氧化碳分析仪的传感器直接放置在气管导管接头处、面罩与通气系统之间或患者呼出气体的通路上，测出患者的呼气末二氧化碳分压（$PETCO_2$），从而来监护其通气功能。该监测方法对患者无损伤，数值灵敏度高，耗费低廉，已越来越多地应用于手术麻醉和危重患者的监护中。正常值为 30~45mmHg。

$PETCO_2$ 与动脉血二氧化碳分压（$PaCO_2$）在一定范围内相关性良好，在大多数情况下可代替 $PaCO_2$，据此间接估计 $PaCO_2$，从而了解危重症患者的通气情况，用于确定气管插管位置、发现呼吸机故障、调节呼吸机参数及指导撤机等。

（四）经皮氧分压监测（$PtcO_2$）

$PtcO_2$ 可经皮肤无创性、较为准确地反映动脉氧分压的变化。其基本原理是通过探头中的加热器对局部皮肤加温，增加探头下组织的血流量，提高氧气的扩散速度。电极探头测定弥散到皮肤表面的氧浓度，测到的信号经仪器的电子系统处理，以数字形式显示出 $PtcO_2$ 值。

在相对正常的心排血量和局部血流正常的情况下，$PtcO_2$ 可以很好地反映动脉血氧分压（PO_2），特别是在新生儿中（严重心脏疾病者除外），所以它已成为许多新生儿 ICU 的常规监测方法。

$PtcO_2$ 值不仅受动脉血氧分压的影响，同时受全身和局部组织灌注的影响。因此，$PtcO_2$ 除了用于监测氧合功能，还被用于监测组织灌注情况。对于成年人患者，同时监测 $PtcO_2$ 及 SpO_2，如果 $PtcO_2$ 降低，而 SpO_2 正常，提示组织灌注不良；若 $PtcO_2$ 和 SpO_2 均降低，提示血液氧合不良。

$PtcO_2$ 测量常选择血液循环好、皮下脂肪少、附近无大血管和骨骼的部位，新生儿为上胸部、胸腹部及大腿内侧，儿童和成年人可置于上胸部或上臂内侧。电极探头因为是加热电极，所以每 4~6 小时应更换监测部位 1 次，以避免皮肤热损伤。

（五）经皮二氧化碳分压监测

经皮二氧化碳分压监测（$PtcCO_2$）是将加热电极直接放置于患者皮肤上，皮肤温度加热至超过正常体温时，皮肤血管可发生主动性扩张。电极探头测定弥散到皮肤表面的二氧化碳浓度，测到的信号经仪器的电子系统处理，以数字形式显示出 $PtcCO_2$ 值。

二氧化碳比氧的溶解性强，组织对于二氧化碳就像一个缓冲液，所以血流和代谢状态对 $PtcCO_2$ 值的影响较小，$PtcCO_2$ 值与 PCO_2 相关性也更显著。加之其操作简便、无损伤、速度快和可持续监测等特点,$PtcCO_2$监测在临床已成为通气功能监测的一种常用及重要方法,特别是在新生儿 ICU 中。

> **重点提示**
>
> 经皮氧分压和二氧化碳分压监测是新生儿氧合及通气功能监护的常用方法。

(六)肺功能监测

肺功能的监测包括肺容量、肺通气和肺换气功能的监测。临床上主要监测以下指标。

1. **潮气量(VT)** 指平静呼吸时,每次吸入或呼出的气体量。VT 可用呼气流量表或呼吸监测仪测定,正常自主呼吸时 VT 为 $5\sim7ml/kg$。VT 降低见于肺通气不足,如肺不张、肺炎、气胸、使用中枢神经系统抑制药物或呼吸肌力受影响等;VT 增加见于肺通气过度,如发热、疼痛及酸中毒等。机械通气患者必须动态监测 VT,最后参考血气分析结果确定 VT 是否适宜,以便进行相应调整。对于自主呼吸患者,监测 VT 可以判断是否需要人工通气,VT<5ml/kg 时,是接受人工通气的指征之一。

2. **肺活量(VC)** 指用力吸气后再做用力呼气时所能呼出的气体量。VC 可用呼气流量表、呼吸监测仪或肺活量计测定,主要用于判断肺和胸廓的膨胀度。正常值为 $65\sim75ml/kg$。肺实质病变、胸廓及呼吸肌的运动受限、肌无力等都可使 VC 降低。VC<15ml/kg 是使用呼吸机进行人工通气的指征;VC>15ml/kg 是撤掉呼吸机的指征之一。

3. **功能残气量(FRC)** 指平静呼气后肺内所残留的气量。正常值为 $20\%\sim30\%$。FRC 严重降低可导致小气道狭窄,甚至关闭,流经肺泡的血液就会因无肺泡通气而失去交换的机会,结果使通气/血流比值(V/Q)比例失调,导致低氧血症发生,如果不能及时纠正,可发生肺萎陷和肺不张。FRC 降低见于肺纤维化、肺水肿的患者。

4. **每分钟通气量(VE)** 指平静呼吸时,肺每分钟吸入或呼出的气体量。等于潮气量与呼吸频率的乘积,$VE=VT\times RR$。用肺活量计测定,正常值男性为 $6.6L/min$;女性为$4.2L/min$。VE 是肺通气功能最常用的测定项目之一,大于 10L/min 提示过度通气;小于 3L/min 提示通气不足。

5. **每分钟肺泡通气量(VA)** 指平静呼吸时,每分钟吸入气量中能到达肺泡进行气体交换的有效通气量。它等于潮气量减去生理无效腔量后与呼吸频率的乘积,$VA=(VT-VD)\times RR$,正常值为 $4.2L/min$。VA 不足可致缺氧及二氧化碳潴留,是低氧血症、高碳酸血症的主要原因。

6. **死腔量(VD)及死腔量/潮气量(VD/VT)** 死腔量指潮气量中没有参加气体交换的那部分气体量,等于解剖无效腔量与肺泡无效腔量的和。解剖无效腔容积约为 150ml,健康人平卧时,生理无效腔等于或接近解剖无效腔。临床常用死腔量/潮气量(VD/VT)表示死腔通气的大小,正常值为 $0.25\sim0.40$。当 VD/VT>0.6 时,肺泡通气效率很低,出现呼吸衰竭。

7. **最大吸气力(MIF)** 指患者用力吸气时所产生的气道内负压值,是评价呼吸机械功能的重要参数。正常值为 $75\sim100cmH_2O$。当 MIF<25cmH_2O,提示呼吸机械功能严重受损,需要人工通气支持治疗。

8. **气道阻力** 气流通过气道时的阻力。受气流速度、气流模式和气道管径大小等的影响。流速慢,阻力小;流速快,阻力大。气流平直,阻力小;气流呈涡流,阻力大。气道管径大、管壁光滑,阻力小;气道管径狭窄、曲折,阻力大。气道阻力峰值突然增高可能是气胸、气道阻塞的一个有价值的早期指标。如气管内有黏液、渗出物或肿瘤、异物等,可用排痰、清除异物、减轻黏膜肿胀等方法减少湍流,降低阻力。

9. 顺应性 指在一定压力下,肺容量扩张的难易程度。以单位压力引起的肺容量变化表示。总顺应性正常值为 100ml/cmH$_2$O。顺应性降低见于支气管痉挛、呼吸道梗阻、肺水肿、肺纤维化、胸部或呼吸肌活动受限、术中体位改变、手术操作及麻醉药的影响。急性呼吸窘迫综合征(ARDS)患者的肺顺应性可降低到 20ml/cmH$_2$O。机械通气患者如果发生肺顺应性突然降低,应考虑有急性呼吸道梗阻或气胸的可能。

(七)动脉血气分析

动脉血气监测是 ICU 一种基本的、常规的、不能缺少的监护手段。血气分析有助于对呼吸状态进行全面而精确的分析,可为疾病诊断提供生理线索,还可用于呼吸衰竭、酸碱平衡失常的监护,以及机械通气参数调节、疗效分析和预后判断。一般可采取动脉血监测,也可在肺动脉导管中取混合静脉血进行监测。

1. 动脉血酸碱度(pH) pH 反映机体内环境酸碱平衡状态,受呼吸和代谢两方面因素的影响。正常值为 7.35~7.45。pH<7.35 为失代偿性酸中毒(失代偿性代谢性酸中毒或失代偿性呼吸性酸中毒)。pH>7.45 为失代偿性碱中毒(失代偿性代谢性碱中毒或失代偿性呼吸性碱中毒)。pH 在正常范围内,说明无酸碱失衡或处于酸碱失衡的代偿阶段。酸碱失衡时,如果 pH 变化较大,则对机体代谢和内脏功能均有明显影响,人体能耐受的最低 pH 为 6.90,最高 pH 为 7.70。

2. 动脉血氧分压(PO$_2$) PO$_2$ 指物理溶解于动脉血中的氧分子所产生的压力,是反映机体氧合状态的敏感而重要的指标,对于缺氧的诊断和程度的判断有重要意义。健康人在海平面大气压下呼吸时 PO$_2$ 正常值为 80~100mmHg。PO$_2$ 值增高见于红细胞增多症、血液浓缩和高浓度氧吸入者。PO$_2$ 值降低表示机体缺氧,见于呼吸衰竭、心力衰竭、先天性心脏病等。PO$_2$ 越低提示缺氧越严重,PO$_2$ 60~80mmHg 为轻度缺氧。PO$_2$ 40~60mmHg 为中度缺氧,PO$_2$ 20~40mmHg 为重度缺氧。PO$_2$<60mmHg,诊断为呼吸衰竭。PO$_2$<40mmHg,表明病情危重。PO$_2$<20mmHg,大脑皮质不能从血液中摄取氧,生命将会停止。

3. 动脉血氧饱和度(SaO$_2$) SaO$_2$ 指血液中血红蛋白实际结合氧量与血红蛋白完全氧合时氧容量之比,即 SaO$_2$=HbO$_2$/(Hb+ HbO$_2$)×100%。SaO$_2$ 反映了血液与氧结合的程度。正常值为 96%~100%。SaO$_2$ 降低见于缺氧患者。如果患者有低氧血症而 SaO$_2$ 不低,表示患者有效血红蛋白不足或有异常血红蛋白血症。

4. 动脉血氧含量(CaO$_2$) CaO$_2$ 指每 100ml 动脉血中含氧的毫升数,是 Hb 结合的氧和溶解于血浆中的氧含量的总和。正常值为 16~20ml/dl。CaO$_2$ 降低见于缺氧及血红蛋白减少患者;CaO$_2$ 增高见于红细胞增多症及血液浓缩等。

5. 动脉血二氧化碳分压(PaCO$_2$) PaCO$_2$ 指物理溶解于动脉血中的 CO$_2$ 分子所产生的压力,受肺泡通气程度与机体代谢状态影响,不受弥散和静脉分流的影响,是衡量肺泡通气量是否适当的一个客观指标。PaCO$_2$ 正常值为 35~45mmHg。PaCO$_2$>50mmHg 是 II 型呼吸衰竭的诊断指标之一。PaCO$_2$ 值升高表示通气不足,体内有 CO$_2$ 潴留,见于原发性呼吸性酸中毒、代谢性碱中毒引起的继发性改变、肺胸疾病以及中枢神经系统和神经肌肉疾病者。呼吸空气时,

$PaCO_2$ 值降低表示通气过度,见于原发性呼吸性碱中毒、代谢性酸中毒引起的继发性改变、神经系统疾病、高热、疼痛、登山、机械通气治疗不当等。

> **重点提示**
>
> 　　动脉血氧分压和动脉血二氧化碳分压皆为判断呼吸衰竭最客观的指标,是呼吸机参数调节的最可靠依据之一。

　　6. 标准碳酸氢盐(SB)和实际碳酸氢盐(AB)　　SB 是在标准条件下(温度 37℃,$PaCO_2$ 40mmHg,SaO_2 100%)测得的血浆 HCO_3^- 的含量,受呼吸因素的影响比较小,是代谢性酸碱平衡失常的重要指标之一。SB 正常值为 22~27mmol/L,SB 升高,见于代谢性碱中毒;SB 降低,见于代谢性酸中毒。AB 指血液内 HCO_3^- 的实际含量,受代谢和呼吸因素的影响。正常值为 22~27mmol/L。AB 升高,见于代谢性碱中毒或呼吸性酸中毒;AB 降低,见于代谢性酸中毒或呼吸性碱中毒。

　　正常状态下,AB 与 SB 相等。AB 和 SB 均升高见于代谢性碱中毒;均降低见于代谢性酸中毒;AB 大于 SB 见于呼吸性酸中毒;SB 大于 AB 见于呼吸性碱中毒。

　　7. 阴离子间隙(AG)　　血浆中可测定的阳离子(Na^+、K^+)总数和阴离子(Cl^-、HCO_3^-)总数的差值。它反映血浆中未测定阴离子的浓度。正常 AG 为 12mmol/L±4mmol/L。AG 是判断酸碱平衡失常的指标之一。

　　8. 缓冲碱(BB)　　BB 指血液中一切具有缓冲作用的碱(阴离子)的总和,反映机体对酸碱平衡紊乱的缓冲能力。主要包括 HCO_3^-、血红蛋白、蛋白质及磷酸盐。正常值为 45~55mmol/L。BB 升高见于代谢性碱中毒或呼吸性酸中毒;BB 降低见于代谢性酸中毒或呼吸性碱中毒。

　　9. 碱剩余(BE)　　BE 指在标准条件下(温度 37℃,$PaCO_2$ 40mmHg,SaO_2 100%)用强酸或强碱滴定 1L 全血至 pH 到 7.40 时所需的酸或碱的量。用酸滴定,说明血内为碱性,BE 为正值;用碱滴定,说明血内是酸性,BE 为负值。正常值为 ±3mmol/L。BE 正值增大,提示代谢性碱中毒;BE 负值增大,提示代谢性酸中毒。BE 受呼吸影响较小,是判断代谢性酸碱失调的可靠指标之一。

　　10. 二氧化碳结合力(CO_2CP)　　CO_2CP 主要是指血浆中呈结合状态的 CO_2,反映体内的碱储备量。正常值为 22~29mmol/L,CO_2CP 降低可能是代谢性酸中毒或呼吸性碱中毒,CO_2CP 升高则可能是代谢性碱中毒。

　　(八)人工呼吸机监护

　　见第 9 章第一节。

三、循环系统功能监护

　　维持 ICU 患者循环系统功能稳定,直接关系着患者的预后,所以必须严密监护循环系统功能,以便早期发现问题,及时治疗。监护的方法有无创和有创两大类。无创性循环功能监护指应用对组织器官没有机械损伤的方法,经皮肤或黏膜等途径间接获取有关心血管功能的各项参数,具有无创伤、操作简便、可重复、费用低等优点。有创性循环功能监护指经体表插入各种导管或探头到心脏和(或)血管腔内,利用各种监测仪或装置直接测定各项生理参数的监测方法,具有测量准确的优点。循环系统功能监护的项目如下。

(一)心率(HR)

心率指每分钟的心搏次数。正常成人安静时 HR 为 60~100/min。HR>100/min 称心动过速,提示存在应激反应、血容量不足、心功能损害、感染、发热、疼痛、焦虑等情况。HR<60/min 称心动过缓,常见于病态窦房结综合征、房室传导阻滞、迷走神经兴奋等。

(二)血压(BP)

动脉血压是维持各组织、器官血流灌注的基本条件。影响动脉血压的因素有每搏心输出量、心率、外周阻力、大动脉管壁的弹性、循环血量和血管容积等。血压变化可作为衡量循环状态,反映心脏后负荷、心肌氧耗与做功的依据。正常成年人安静状态下收缩压为 90~140mmHg,舒张压为 60~90mmHg,平均动脉压为 70~105mmHg,脉压为 30~40mmHg。监测血压方法有无创血压监测和有创血压监测 2 种,可采用间断或连续监测。

1. *无创血压监测* 用水银血压计、自动无创血压计等装置通过充气袖带监测血压,是常规的监测项目。自动无创血压计能够自动显示收缩压、舒张压和平均动脉压,是临床急、危、重症患者中应用最广泛的血压监测方法。无创血压监测的优点是无创伤、可重复、操作简便。缺点是不能够显示动脉波形,无法反映每一心动周期的血压,低温、血容量不足、血压低等可影响测量结果的准确性。临床使用心电监护仪或腕式电子血压计测量血压时,所测肢体不能有任何抖动,否则会影响测量结果的准确性。

2. *有创血压监测* 对危重患者,可采用有创监测方式,即将导管插入动脉内,直接连续测压,在监护仪的屏幕上显示出动脉搏动的波形,以及收缩压、舒张压和平均动脉压的测量值。插管的动脉首选桡动脉,因其置管容易且不易发生严重并发症,也可选用尺动脉、肱动脉、足背动脉、股动脉和腋动脉等。有创血压监测可根据动脉压的波形初步判断心脏功能,对于血管痉挛、休克、体外循环转流的患者其测量结果更为可靠,还可通过留置的动脉导管取动脉血标本进行血气分析及血生化检查。但该监测法有创伤,可引起出血、感染、血栓形成、假性动脉瘤、动静脉瘘等并发症,所以要严格掌握指征,熟练掌握穿刺技术和测血压的原理,监测过程中要加强护理,注意观察肢端血供情况。

(三)中心静脉压(CVP)

中心静脉压指胸腔内上、下腔静脉或右心房的压力。CVP 监测是通过经皮穿刺颈内静脉、锁骨下静脉或股静脉,将中心静脉导管置入上腔静脉或下腔静脉而测定。主要反映右心功能和静脉回心血量。适用于各类休克、脱水、失血和血容量不足;心肺功能不全;各类手术,尤其是心血管、颅脑和胸部的手术;大量静脉输液、输血等患者。

CVP 监测为有创监测,护理中应注意观察有无出血、血肿、气胸、血胸、心脏压塞、神经和淋巴管损伤、感染、血栓、空气栓塞等并发症。监测期间要确保静脉内导管和测压管道系统内无凝血、空气,管道衔接紧密,无扭曲,严格遵守无菌操作。

CVP 正常值为 0.5~1.0kPa(5~10cmH$_2$O)。CVP 升高一般提示血容量负荷过重、右心功能衰竭,CVP 降低提示血容量不足等。如 CVP >15~20cmH$_2$O,提示右心功能不全或血容量超负荷,见于三尖瓣关闭不全、心脏压塞、补液过快过多等。CVP<2~5cmH$_2$O 提示右心充盈不佳或血容量不足。CVP 除受右心功能及静脉回心血量影响外,还受静脉壁张力及顺应性、胸内压影响。引起静脉张力增加或胸内压增加的因素可使 CVP 升高,而各种原因引起的外周血管扩张均可使 CVP 降低。所以持续监测 CVP 动态变化,比单次监测更具指导意义。临床常结

合动脉压来综合分析(表4-1)。

表 4-1 动脉压与中心静脉压变化的临床意义及处理原则

CVP	BP	临床意义	处理原则
低	低	血容量不足	补充血容量
低	正常	血容量轻度不足	适当补液
正常	低	血容量不足、心功能不全或容量血管收缩	补液试验*
高	正常	容量血管收缩	扩血管
高	低	心功能不全或血容量相对过多	强心、利尿、扩血管
高	高	外周血管阻力增高或循环负荷过重	血管扩张或利尿

*补液试验:取等渗盐水 250ml,于 5~10min 内经静脉注入。如 BP 升高而 CVP 不变,提示血容量不足;如 BP 不变而 CVP 升高 3~5cmH$_2$O,则提示心功能不全。

(四)肺动脉导管血流动力学监测

为全面准确判断危重患者循环功能情况,临床常采用血流导向气囊导管经颈内静脉、锁骨下静脉或股静脉(常选右侧颈内静脉)插管入右心房或肺动脉,进行心脏、肺血管压力和心排血量等参数测定,来了解左心功能情况,从而指导治疗。护理中需加强肺动脉导管的管理,及时发现并处理并发症,如导管刺激引起心律失常、导管打结、肺动脉破裂、气囊破裂、心脏瓣膜损伤、血栓形成和栓塞、感染等。

1. **右房压(RAP)** 反映静脉血容量和上腔静脉、下腔静脉、右心房的压力和右心室充盈压的变化。正常值为 1~6mmHg。RAP 升高多见于右心功能不全、心脏压塞、缩窄性心包炎、心肌病、肺动脉高压、三尖瓣狭窄或关闭不全等。RAP 降低反映血容量不足。RAP 监测对指导输液量有一定的意义。

2. **右室压(RVP)** 收缩压反映右心室后负荷,舒张压反映右心室充盈情况。RVP 正常值为 15~25/0~8mmHg。收缩压升高多见于肺动脉高压、肺动脉狭窄、肺血管阻力增加等,降低见于血容量不足、心源性休克;舒张压升高见于血容量超负荷、右心功能不全、心脏压塞及缩窄性心包炎等,降低见于血容量不足。

3. **肺动脉压(PAP)** 可代表右心室收缩期压力,反映肺小动脉和肺毛细血管床的流量与梗阻情况。正常值为 15~25 /8~15mmHg。收缩压升高见于肺部疾病、肺血管阻力增加、二尖瓣病变及左心力衰竭,收缩压降低见于血容量不足、肺动脉瓣及三尖瓣狭窄等。

4. **肺毛细血管楔压(PCWP)** PCWP 可反映左心房压及左心室舒张末压,是反映左心容量负荷及左心功能的指标,正常值为 6~15mmHg。PCWP 升高见于左心功能不全、二尖瓣狭窄、血容量超负荷等。PCWP>18mmHg 时,可出现肺淤血;PCWP>30mmHg 时,可出现肺水肿。PCWP 降低见于血容量不足,需进行扩容治疗。

(五)心排血量

心排血量(CO)指一侧心室每分钟射出的血量,正常时左、右心室基本相同。CO 是反映心泵功能的重要指标,受心肌收缩力、前负荷、后负荷、心率等因素影响。通过测定 CO,可判断心脏功能,诊断心力衰竭和低心排综合征,指导补液、输血、强心、血管活性药物的使用及判断治疗效果和估计预后等,在心脏手术及危重患者抢救中具有重要的意义。

正常人 CO 为 5~6L/min。CO 降低主要见于血容量不足、心肌收缩力减弱、肺动脉或主动脉高压;CO 增多主要见于容量负荷过多。

通过 CO 结合心血管系统各压力参数,还可以计算出如下血流动力学参数值:心脏指数(CI)、每搏排血量(SV)、心搏指数(SI)、左心室做功指数(LVSWI)、右心室做功指数(RVSWI)、外周血管阻力(SVR)、肺血管阻力(PVR)等。如心脏指数 CI = CO/BSA(体表面积),即每平方米体表面积的每分钟心搏排血量。正常 CI 为 $2.8 \sim 4.2$ L/$(\min \cdot m^2)$。当 CI 低于 2.2L/$(\min \cdot m^2)$ 时多引起组织、器官灌注不足,会发生心力衰竭。

(六)心电监测

1. 心电图(ECG)　ECG 反映心脏的电生理活动,对各种类型的心律失常和传导障碍具有独特的诊断价值。持续心电监测的临床意义包括:了解心率、心律,及时发现和识别心律失常;观察 ST 段改变,分析有无心肌缺血;评估起搏器的功能;帮助分析了解血清钾、血清钙等电解质异常。此外,特征性的 ECG 改变和演变也是诊断心肌梗死最可靠和最实用的方法。所以心电监测已成为 ICU 的一项常规监测项目,特别是对于各种心脏疾病、心脏手术、各类休克、严重电解质紊乱及老年患者,其监测尤为重要。

2. 心电监护系统　临床常用心电监护仪进行连续监测,监护仪的屏幕可以显示心电图波形、心率,通过屏幕连续示波观察,可以分析有无心律失常、心肌损害和电解质失衡等。监护仪还具有记录、储存、分析和报警功能,对有意义的波形可暂时"冻结"于屏幕或描记保留,以便分析。在 ICU,中心监护站的 1 台中央监护仪可与 $4 \sim 6$ 台床旁监护仪相连,便于集中监护。

3. 动态心电图监测(Holter)　Holter 由记录仪和分析仪两部分组成,可记录和分析 24h 的心电图波形,便于动态观察心脏在不同负荷下的心电图变化,了解一些不易察觉的短暂异常。主要用于冠心病和心律失常的诊断,也可用于监测起搏器的功能,寻找晕厥原因及观察应用抗心律失常药的效果。

进行心电监测时要注意以下事项:①接好地线,注意安全;②参照心电监护设备说明书或依据十二导联的全套心电图检查,选择能够反映患者心电改变最敏感的电极放置位置,可使心电图图形比较清晰,受肢体活动干扰少;③在放置电极贴片前,皮肤应该清洁、干燥,电极应与皮肤密切接触,以保证能捕捉到足够的信号;④电极片老化、干燥、接触不良会影响监测,要注意避免;⑤检查电线有无断裂或绝缘层磨损,以减少干扰信号。

四、中枢神经系统功能监护

中枢神经系统功能是人体高级生命功能,其表现体现了颅脑等局部病理状态,也能反映人体整体状态水平和病情轻重。危重症患者常因严重失血、贫血、休克、心搏呼吸骤停、脑外伤、脑出血等原因引起脑循环障碍,脑组织缺血、缺氧,以及发展至脑水肿、颅内高压,严重者发生脑疝甚至死亡。因此,对各种原因引起的脑损害急、危、重症患者,必须密切监护中枢神经系统功能,以便及时有效地处理。

(一)一般监护项目

1. 注意观察意识状态、精神状态、语言表达等。

2. 观察和检查患者双侧瞳孔大小、形状及对光反应。

3. 观察生命体征的变化。血压升高、脉搏慢而有力、呼吸深慢常提示颅内压增高或脑疝形成;脉搏增快、心搏减弱、血压下降、呼吸浅速或不规则,是脑干功能衰竭的征象。

4. 检查深感觉、浅感觉、运动功能和生理、病理反射。

(二)意识状态评估

意识状态反映大脑皮质和脑干网状结构的功能状态,是中枢神经系统功能的重要监护项目。而意识障碍的程度和持续时间的长短是判断颅脑疾病最可靠、最敏感的指标。按障碍程度不同,意识状态分为清醒、意识模糊、浅昏迷、中度昏迷、深昏迷。

目前常用国际通用的格拉斯哥昏迷评分法(GCS)评估意识状态。GCS 根据患者的睁眼反应、语言反应和运动反应 3 项指标进行打分,三种反应得分相加即获得 GCS 指数。GCS 采用定量的方法进行评分来判断患者的意识障碍程度,方法简单实用,能较客观地反映意识状态(表4-2)。GCS 满分为 15 分,评分越低,说明意识障碍越重。8 分以下为昏迷,最低 3 分,提示预后不良或脑死亡。

表 4-2 格拉斯哥昏迷评分法(GCS)

睁眼反应	评分	语言反应	评分	运动反应	评分
自动睁眼	4	正常交谈	5	能按指令做动作	6
呼唤睁眼	3	回答不正确	4	对刺痛能定位	5
刺激睁眼	2	只能说出答非所问的单词	3	对刺痛能躲避	4
任何刺激不睁眼	1	能发出无法理解的声音	2	刺痛时肢体屈曲	3
		无语言能力	1	刺痛时肢体伸直	2
				对刺痛无反应	1

(三)颅内压监测

颅腔内脑组织、脑脊液和血液 3 种内容物对颅腔壁所产生的压力为颅内压。颅内容物的体积与颅腔容积相适应,任何一种颅内容物的体积增加或任何原因所致的颅腔容积缩小,均可导致颅内压增高。颅内压增高可影响脑循环及脑功能,当颅内压增高到超过脑灌注压时,脑供血将中断,脑循环将停止,从而导致脑功能衰竭、脑死亡。颅内压增高到一定程度时,可引起脑疝,甚至死亡。因此,对颅内压进行持续动态监测,是观察颅脑危重患者的一项重要指标。

监护时应注意患者的临床表现,当患者出现意识障碍、瞳孔变化和颅内压增高"三主征"即头痛、呕吐、视神经盘水肿等表现时应考虑患者颅内压增高。颅内压监护,临床采用有创监护,在颅内插入导管或放置探头,连接颅内压监护装置,进行持续监测。根据导管或探头放置的部位,分为脑室内测压、硬膜下测压和硬膜外测压 3 种。

正常成人平卧位颅内压为 0.7~2.0kPa(70~200mmH$_2$O)。儿童为 0.5~1.0kPa(50~100mmH$_2$O)。成人颅内压持续超过 2.0kPa(200mmH$_2$O)时为颅内压增高。颅内压 2~2.67kPa(200~270mmH$_2$O)为轻度增高,2.67~5.33kPa(270~530mmH$_2$O)为中度增高,5.33kPa(530mmH$_2$O)以上为重度增高。一般应保持颅内压低于 2.67kPa。对于颅脑损伤的患者,如果经处理颅内压仍高于 2.67kPa,应考虑手术治疗。如果经治疗颅内压仍持续在 5.33kPa 以上,提示患者预后极差。

颅内压降低见于脑脊液引流、脑脊液漏、脱水、休克等。

重点提示

颅内压增高到一定程度时,尤其是颅内占位性病变使颅内各分腔之间的压力不均衡,会使一部分脑组织通过生理间隙从高压区向低压区移位,形成脑疝。疝出的脑组织压迫重要结构或生命中枢,常危及生命。常见脑疝包括小脑幕切迹疝、枕骨大孔疝。

(四)脑电图监测

脑电图是应用脑电图记录仪,将人体脑部自身产生的微弱生物电放大100万倍后,记录获得的图形。通过脑电活动的频率、振幅、波形变化,可了解大脑的功能和状态。检查方法简单,经济方便,便于在疾病过程中反复监测。

此法以前主要用于癫痫、脑血管疾病等的诊断,近年来逐渐用于昏迷患者、麻醉监测以及复苏后脑功能的恢复和预后判断。结合患者症状、体征及其他辅助检查结果,还用于"脑死亡"的诊断。

(五)脑血流监测

脑是机体代谢最旺盛的器官之一,重量仅为体重的2%,血流量却占心排血量的15%。脑功能维持需要充足的血液供应,一旦血供障碍或中断,功能就难以维持而将发生一系列病理生理变化,甚至发生"脑死亡"。故通过脑血流监测,可反映脑功能状态。

脑血管造影检查虽了解脑血流情况,但此法为有创检查。临床多采用无创检查的方法,常用的有脑血流图检查和多普勒超声脑血流测定。

1. 脑血流图检查 脑血流图又称脑电阻图。它是利用电阻变化的原理,描记随心脏搏动而变化的脑血流波动图形。主要反映心动周期内脑血管充盈及血容量动态变化时脑阻抗的变化。可反映脑部血液供应强度、血管弹性及紧张度等血管功能状态,广泛应用于临床,判断脑血管和脑功能状态,对功能性脑血管病有一定的诊断价值。

2. 多普勒超声脑血流测定 将超声探头置于所测部位,利用超声多普勒效应,根据声音变化或用荧光屏显示图形的方式,来反映脑部受检动脉的血流速度、方向、阻力指数等,根据血流速度的降低或增高来推测病变部位和狭窄程度以及脑功能状态。

(六)头颅CT

头颅CT监测可以了解有无颅骨骨折、脑水肿的范围、血肿的体积变化、脑室有无受压及中线结构有无移位、有无脑积水及脑萎缩等,从而指导治疗。对脑外伤患者,头颅CT是最重要的影像学诊断方法。

五、肾功能监护

肾是调节体液平衡的重要器官。创伤、严重感染、休克、中毒、急性溶血等疾病可导致肾及血液成分改变,引起肾功能性或器质性变化,出现尿量减少、水和电解质代谢紊乱、酸中毒等急性肾衰竭表现。肾功能监护可以动态了解肾功能状态,评估组织灌注、体液平衡及心血管功能,对急性肾衰竭的预防和治疗有着重要的作用。

(一)尿量

尿量是肾功能监护最简便、最直接的指标,临床上通常记录每小时或24h尿量。为了记录准确,一些患者需留置导尿管以进行观察。

正常成人24h尿量为1000~1500ml。24h尿量超过2500ml称为多尿,主要见于肾浓缩功能障碍、糖尿病、尿崩症及肾移植早期等。24h尿量少于400ml或每小时尿量少于17ml称为少尿,24h尿量少于100ml称为无尿,主要见于血容量不足、肾功能障碍等。

(二)尿比重

监测尿比重是判断肾稀释与浓缩功能简单易行的方法。肾衰竭时肾小管受损,导致肾的浓缩功能减退,尿比重常降低,因此尿比重测量对肾衰竭的监测有重要意义。

正常尿比重波动在1.015~1.025。尿比重降低,表示肾浓缩功能下降,见于尿崩症、肾功能不全、低渗性脱水的患者。肾功能损害严重者,尿比重可固定在1.010左右,称为等张尿。尿比重增高,见于高渗性和低渗性脱水、血容量不足、糖尿病等。

对于少尿患者结合尿比重,可以判断少尿是血容量不足引起还是肾功能障碍引起。尿量减少,尿比重增加,见于肾血流量减少、血容量不足,应补充血容量;尿量减少,尿比重降低,提示肾功能不全。

(三)尿渗透压及尿渗透压/血浆渗透压

尿渗透压指每升尿内所含渗透离子的浓度,反映肾小管的浓缩与稀释功能,正常值为600~1000mmol/L。尿渗透压升高主要见于有效循环血容量不足、糖尿病等;降低主要见于多种疾病引起的肾小管浓缩功能障碍,如慢性肾盂肾炎、多囊肾、急性肾小管坏死、慢性肾炎等。

临床常用尿渗透压与血浆渗透压的比值来反映肾小管的浓缩功能。正常血浆渗透压为280~310mmol/L,尿渗透压/血浆渗透压为(3~4.5):1,肾小管浓缩功能发生障碍时其比值可能降低到1:1或更低。

(四)血尿素氮(BUN)

尿素氮是体内蛋白质的代谢产物,主要经肾小球滤过,随尿排出。当肾实质有损害时,由于肾小球滤过功能降低,可导致BUN浓度增高。因此,测定BUN的含量,可以判断肾小球的滤过功能。

BUN的正常值为2.9~6.4mmol/L。BUN增高主要见于肾本身的疾病,如慢性肾炎、肾血管硬化症、肾衰竭、尿毒症等。一般肾的有效肾单位损害达60%~70%时,BUN才升高,故BUN测定不是一项反映肾小球滤过功能的敏感指标。BUN的增高程度与肾功能损害的严重程度成正比,故BUN测定对严重肾功能损害者,如尿毒症患者的病情判断和预后评价有重要意义。

感染、高热、脱水、尿路梗阻、消化道出血、进食高蛋白饮食等也可使BUN升高。

(五)血肌酐

肌酐(Scr)是人体肌肉代谢产物,主要经肾小球滤过,随尿排出。当肾实质有损害时,由于肾小球滤过功能降低,可导致血中肌酐浓度增高。因此,测定血中肌酐的含量,可以判断肾小球的滤过功能。

Scr正常值为83~177μmol/L。Scr增高主要见于各种类型的肾功能不全。由于肾可通过肾小管排泄肌酐,故在肾疾病初期时血肌酐值通常不高,直至中等程度或严重的肾实质性损害时,血清肌酐值才增高。

重点提示

血尿素氮与血肌酐是临床判断肾功能是否受损的常用指标。

(六)内生肌酐清除率(Ccr)

人体肌肉代谢产物肌酐经肾小球滤过后,随尿排出。单位时间内肾排出血浆中内生肌酐的能力,称为内生肌酐清除率(尿肌酐/血浆肌酐),可以反映肾小球的滤过功能。

Ccr 正常值为 80~120ml/min。肾小球滤过功能轻度受损时,血肌酐、血尿素氮测定仍在正常范围,Ccr 就可降低,故 Ccr 测定能较早发现肾功能受损。Ccr 51~70ml/min 提示肾小球滤过功能轻度受损;31~50ml/min 为中度受损;小于 30ml/min 为重度受损。

讨论与思考

1. 根据 ICU 的特点和功能,思考 ICU 护士必须具备的素质。

2. 思考 ICU 发生院内感染的途径,讨论预防措施。

3. 如何确保 ICU 设备处于应急完好状态?请思考设备的"五定、四防"要求。

4. 患者女性,61 岁,镇静催眠药中毒后发生呼吸衰竭,给予机械呼吸。请思考对该患者呼吸监护的主要内容和注意事项。

5. 根据动脉血气分析检测结果,分析 pH、PO_2、$PaCO_2$、BE 等常用指标的临床意义。

6. 患者男性,32 岁,大面积烧伤后 4h。对该患者同时监护动脉血压、中心静脉压,有何临床意义?

7. 如何区别多尿、少尿、无尿的尿量变化?思考其临床意义?

(郭胜利)

第 5 章

心搏骤停与心肺脑复苏

学习要点

1. 心搏骤停的原因及临床表现
2. 心肺脑复苏中基础生命支持的步骤及操作方法
3. 进一步生命支持和持续生命支持的措施
4. 复苏后的监测与护理

✚ 案例分析

患者女性,67 岁,护士巡视病房时发现其突然意识丧失伴抽搐,颈动脉搏动消失,呼吸不规则,瞳孔散大,心电监测为心室颤动。

请分析:该患者可能发生了什么情况? 如何救治?

心搏骤停是指心脏突然停止搏动而不能排出血液,引起全身严重缺血、缺氧。心搏、呼吸停止是临床上最紧急的情况,若及时采取有效的心肺脑复苏措施,则有可能恢复,否则机体各器官组织,尤其是脑、心、肾等将发生一系列不可逆的生化和病理改变,最终导致死亡。

对于死亡的概念,近年来有新的认识,有学者将死亡分为 3 类:①临床死亡。指心搏、呼吸停止,中枢神经系统由于缺氧、缺血受到损害,但神经细胞并未完全死亡,如及时给予基础生命支持就有可能复苏成功,这是急救医学的重要对象之一。②生物学死亡。指机体各器官和整个中枢神经系统的新陈代谢相继终止,出现不可逆变化,并且会相继出现尸冷、尸斑、尸僵、尸体腐败等现象。③社会死亡。指心肺复苏后脑复苏不完全,留下严重的中枢神经系统后遗症,患者生活无法自理,无法从事任何活动而成为"植物人"。

第一节 心 搏 骤 停

心搏骤停发作前大多无明显预兆,患者可有或无心脏病病史。心搏骤停时心脏可能是完全停止活动,也可能处于心室颤动的状态。

一、心搏骤停的原因

导致心搏骤停的原因可分为心源性和非心源性两类。

(一)心源性心搏骤停

1. 冠状动脉粥样硬化性心脏病　冠心病常引发心室颤动或心室停顿,是成人心搏骤停的最常见原因。约80%的心搏骤停是由冠心病及其并发症引起的。

2. 心肌炎和心肌病　各种心肌病变可致心肌收缩力减弱,常并发室性心动过速或严重的房室传导阻滞,易导致心搏骤停。

3. 其他　主动脉病变、心瓣膜病、先天性心脏病等常引起心排血量降低及各种心律失常,也可发生心搏骤停。

(二)非心源性心搏骤停

1. 创伤　严重外伤、呼吸道烧伤、气管异物等均可致呼吸停止,气体交换中断,心肌和全身组织器官严重缺氧,导致心搏骤停。

2. 严重的电解质紊乱与酸碱平衡失调　体内严重缺钾和严重高钾血症时均可导致心搏骤停;严重高钙血症可导致传导阻滞甚至心室颤动;酸中毒时细胞内钾离子外移,致使血钾浓度过高,引起心肌收缩力减弱,严重时导致心搏骤停。

3. 药物中毒或过敏　洋地黄、奎尼丁等药物的毒性反应可导致严重心律失常而引发心搏骤停;青霉素及某些血清制剂发生严重过敏反应时,也可致心搏骤停。

4. 电击、雷击和溺水　强电流通过心脏、头部时会引起心搏骤停;溺水时正常气体交换中断,机体严重缺氧,可导致心室颤动和心搏骤停。

5. 麻醉、手术意外　硬膜外麻醉药物误入蛛网膜下隙、麻醉剂量过大、呼吸道管理不当、低温麻醉温度过低、心脏手术等,也可引起心搏骤停。

6. 其他　某些诊断性操作如血管造影、心导管检查等也可引起心搏骤停。

二、心搏骤停的类型

根据心脏活动情况和心电图表现,心搏骤停可分为3种类型。

1. 心室颤动　简称室颤,是心搏骤停最常见的类型。心室肌发生极不规则、快速而不协调的颤动;心电图表现为QRS波群消失,代之以大小、形态各异的粗颤波或细颤波,频率为200~400/min(图5-1)。

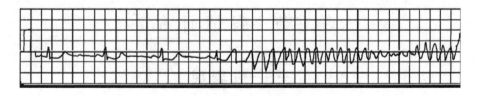

图5-1　心室颤动

2. 心脏停搏　又称心室静止。心房、心室完全失去活动能力,心电图显示无心电波形,呈一条直线,或偶见P波(图5-2)。

3. 心电-机械分离　心脏有持续的电节律性活动,但无有效的机械功能,出现缓慢、微弱、

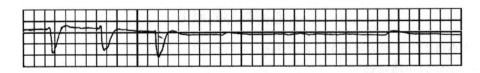

图 5-2　心脏停搏

不规则的收缩。心电图上有心室波,频率多为 20~30/min,但心搏无力(图 5-3)。

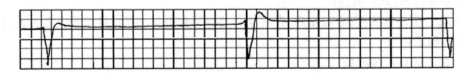

图 5-3　心电-机械分离

以上 3 种类型虽然在心脏活动方面和心电图表现上各有其不同的特点,但在血流动力学上有着共同的结果:心脏丧失有效的收缩和排血功能,血液循环停止,组织无血流灌注,因而引起相同的临床表现。

链　接

1. 组织脏器对缺血缺氧的耐受时间:心搏骤停后,患者将在 4~6min 开始发生不可逆的脑损伤,经过数分钟过度到生物学死亡。大脑细胞耐缺氧时间为 4~6min,小脑为 10~15min,延髓为 20~25min,脊髓为 45min,交感神经节 60min,心肌和肾小管 30min,肝细胞 1~2h,肺组织 > 2h。

2. 脑细胞损伤的进程:脑循环中断 10s,脑氧储备耗尽;脑循环中断 20~30s,脑电活动消失;脑循环中断 4min,脑内葡萄糖耗尽,无氧代谢停止;脑循环中断 5min,脑内 ATP 枯竭,能量代谢完全停止;脑循环中断 4~6min,脑神经元发生不可逆的病理改变;脑循环中断 6min 后,脑组织均匀性溶解。

心搏骤停 4min 内为抢救的黄金时间!

第二节　病情评估

一、一般表现

(一)先兆征象

1. 广泛心肌梗死、急性大出血、急性肺梗死、顽固性低排状态等伴有血压进行性下降或大动脉搏动减弱。

2. 任何原因引起的血压急剧下降,经治疗无效,伴有脉搏减慢者。

3. 呼吸衰竭,高浓度供氧无效伴有发绀或呼吸停止。

4. 麻醉药及治疗用药过量、过敏、错用,药物中毒伴有呼吸循环抑制、躁动、抽搐、昏迷者。

5. 急性缺氧、洋地黄中毒及用药不当等致使心电图显示严重心律失常,处理无效。

上述先兆症状一旦出现,就应进行严密而连续性的监护,以便及早做出诊断。

(二)临床表现

心搏骤停后机体血液循环停止,因为脑组织对缺氧最敏感,临床上以神经系统及循环系统的症状最明显,心搏骤停的主要临床表现有:

1. 原清醒患者突然晕厥、意识丧失　一般在心搏骤停后 3~5s 患者就有头晕、黑矇,5~10s 后由于脑缺氧而引起晕厥、意识丧失,有的患者可能会出现短时间的癫痫发作。

2. 大动脉搏动消失　心音消失,血压测不到,脉搏摸不到。

3. 自主呼吸停止　心搏骤停时,短时间内患者可能出现呼吸断续,呈叹息样,停搏 20~30s 时呼吸停止。

4. 瞳孔散大、对光反应消失　心搏骤停 30~60s 可出现瞳孔散大,1~2min 后瞳孔固定。

5. 面色苍白或发绀

二、心电图表现

心搏骤停后 4min 内,90% 的患者表现为心室颤动;4min 后,则多为心室停搏。

三、病情判断

判断心搏骤停,出现较早、最可靠的临床征象是意识突然丧失和大动脉搏动消失。一般以轻拍患者肩部并呼叫患者以判断意识是否存在,同时触摸患者颈动脉(一手示指和中指并拢,置于患者气管正中部位,男性可先触及喉结,然后向一旁滑移 2~3cm,至胸锁乳突肌内侧缘凹陷处),时间 5~10s。如意识突然丧失、动脉搏动亦消失,即可判断为心搏骤停,应立即实施抢救。

非专业人员通过脉搏判断有一定难度,易发生误判和漏判,所以,对非专业人员不要求判断脉搏,而要求检查循环体征,如耳朵贴近患者心前区感受有无心音等,若听不到心搏音,或正常呼吸、咳嗽、运动反应消失,即开始实施复苏术。

注意:上述所有临床表现不应要求全都具备,不要反复听心音、测血压,不要等待心电图结果才肯定诊断,以免延误抢救时机。

第三节　心肺脑复苏

心肺脑复苏术(cardio-pulmonary-cerebral resuscitation,CPCR)是指在心搏和呼吸骤停时,所采取的一系列急救操作和措施。其目的是尽快恢复患者的循环和呼吸,并加强对脑和心脏等重要器官的保护,促进神经功能的恢复。

现代心肺复苏方法于 20 世纪五六十年代逐步形成。1956 年,Zoll 提出应用除颤器重新转复心脏的正常节律,掀开了医学史的崭新一页;1958 年,Peter Safar 发明口对口呼吸法,被确定为呼吸复苏的首选方法;1960 年,Kouwenhoven 首先报道并倡导"胸外心脏按压术",开创了以胸外心脏按压为基础的现代心肺复苏术(cardio-pulmonary resuscitation,CPR)。

但是人们发现,接受现场 CPR 的存活者中有 10%~40% 遗留有明显的永久性脑损害,这引起人们对脑的保护、脑复苏的重视,将 CPR 扩展为心肺脑复苏(CPCR)。美国心脏协会(AHA)于 1974 年制定了心肺复苏指南,并根据医学发展和对大量复苏文献资料的研究,多次进行了修订。AHA"2010 版心肺复苏和心血管急救指南",把心肺脑复苏分为 5 个环节:识别心搏骤停并尽早启动急救、尽早进行心肺复苏、快速除颤、有效的高级生命支持、综合的复苏后治疗。AHA 再次更新的"2015 版心肺复苏指南(CPR)和心血管急救指南(ECC)",呼吁团队合作,强调公众作用,区分了院内心脏骤停和院外心脏骤停两个救治生存链(图 5-4)。

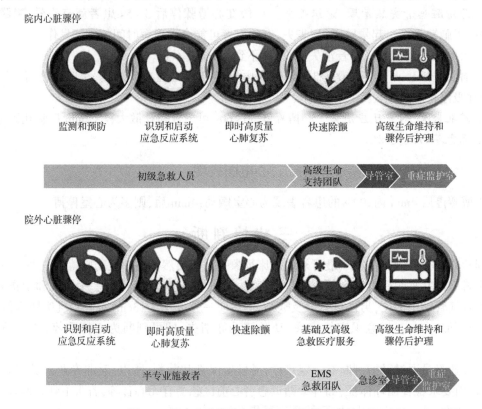

图 5-4　院内心脏骤停与院外心脏骤停生存链

　　心肺脑复苏的成功率取决于抢救是否及时,措施和手法是否正确、有效。抢救越早,复苏的成功率越高。如得不到及时抢救,心搏骤停 4～6min 后,就会造成脑和其他重要器官、组织的不可逆损害。8min 内未予复苏,几乎再无存活的可能。

一、识别心搏骤停并启动 EMSS

　　1. 判断心搏骤停　及时判断、识别心搏骤停在心肺复苏中非常重要,急救人员应尽快判断患者有无损伤,意识是否存在,有无呼吸。判断意识可采用"轻拍重呼"的方法,轻拍患者双肩并大声呼唤:"喂,你怎么了?"同时触摸患者颈动脉(1 岁以下婴儿触摸肱动脉),时间 5～10s。若呼叫无反应且没有呼吸或不能正常呼吸(仅仅是喘息)、颈动脉搏动消失,即可判定为心搏骤停。

　　2. 启动 EMSS　一旦判断患者心搏骤停,应立即呼救,请附近的人参与抢救或帮助拨打急救电话,启动 EMSS,报告地点、电话、事件、人数、伤员情况、正在进行的急救措施等。

3. 放置体位　将患者仰卧位放置在坚固的平面上,双上肢放置于身体两侧。如果在床上,可在其身下垫硬板;如果患者面朝下,应立即将患者的头、肩、躯干作为一个整体翻转成仰卧位。同时松衣裤(解开衣服,松开腰带),暴露胸部,以便实施现场急救。

二、基础生命支持

基础生命支持(basic life support,BLS)又称初期复苏或现场复苏,是在心搏骤停患者发病现场,由专业或非专业人员进行的徒手心肺复苏技术。目的是迅速建立有效的人工循环,向心、脑及全身重要器官供氧,并使其得到保护。这是抢救心搏、呼吸停止的患者首要而关键的步骤,如果能在 4min 内进行 BLS,8min 内进行心脏除颤,则复苏成功率可达 40%。《2010 年国际心肺复苏和心血管急救指南及治疗建议》基础生命支持程序为 CAB 3 个步骤,即胸外心脏按压、开放气道、人工呼吸。

(一)C(circulation)心脏按压

心脏按压是指直接或间接按压心脏以形成暂时的人工循环的方法,分为胸外心脏按压和胸内心脏按压。现场急救时首选的是胸外心脏按压。胸外心脏按压之所以能使心脏排血,可能的原理有"心泵机制"和"胸泵机制"。"心泵机制"认为,在按压胸骨时,心脏在胸骨和脊柱间直接受压,使心室内压升高推动血液循环;"胸泵机制"则认为压迫胸廓引起的胸内压改变起着主要作用。

1. 按压部位及方法

(1)按压部位:胸骨中下 1/3 交界处或双乳头连线与前正中线交界处(图5-5)。定位方法:以右手指定位双乳头连线中点,左手掌根置于该处胸骨正中,右手叠加其上,双手指交叉互扣,手指上翘。

(2)按压方法:急救者以左手掌根部置于按压部位,右手掌交叉重叠于此掌背上,按压时上半身前倾,双肘伸直,垂直下压,然后放松,掌根不离开胸壁(图5-6)。

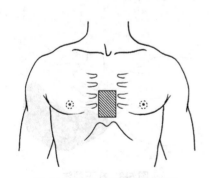

图 5-5　胸外心脏按压的部位

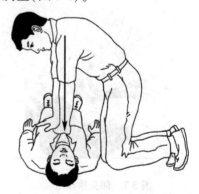

图 5-6　胸外心脏按压的姿势

2. 按压深度及频率　成人胸外按压使胸骨下陷至少 5cm(不超过 6cm),频率至少 100~120/min。8 岁以下儿童按压时用单手掌根按压胸骨中段,按压深度至少达到胸廓前后径的 1/3(婴儿约 4cm,儿童约 5cm),按压频率至少 100/min。

3. 按压次数　按压与呼吸的比例,成人无论是单人还是双人进行复苏都是 30:2;儿童和婴儿单人操作 30：2,两人操作 15：2。已有高级气道以 100~120/min 的速率持续按压,每 6s 给予 1 次呼吸。

4. 按压和放松的时间　时间比为 1：1,每次按压后必须完全解除压力,使胸廓回到正常位置。

5. 注意事项　进行胸外心脏按压时,急救者常位于患者右侧。按压部位要准确,按压要平稳、规律,力量均匀、适度,按压不受呼吸影响,应尽可能减少按压中断,中断时间限制在 10s 以内。两人进行复苏时,应每 2 分钟(5 组按压)进行轮换,以免因疲劳而引起按压质量下降。

重点提示

胸外心脏按压部位为胸骨中下 1/3 交界处;按压深度 5~6cm;按压频率 100~120/min;按压与呼吸的比例 30：2;按压和放松的时间比例为 1：1,尽可能减少胸外按压的中断。

(二) A(airway)开放气道

舌根后坠和异物阻塞是造成气道阻塞最常见原因。开放气道应先去除气道内异物,如无颈部创伤,可用左手按压下颌,右手示指、中指套指套或指缠纱布清除口中的痰液、分泌物及异物,取出义齿。开放气道可用两种方法。

1. 仰头抬颏法　急救者将左手放在患者前额,用手掌用力向后推额头,同时右手指放在下颏骨处,向上抬颏,使头部后仰,后仰程度以下颌角与地面或床面垂直为宜。向上抬动下颏时,应避免压迫下颌部软组织,避免人为造成气道阻塞(图 5-7)。

2. 托下颌法　对怀疑颈部损伤的患者可使用托下颌法。急救者双手放置在患者头部两侧并握紧下颌角,同时用力向上托起下颌(图 5-8)。

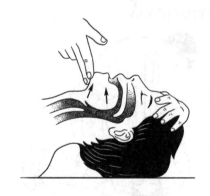

图 5-7　仰头抬颏法

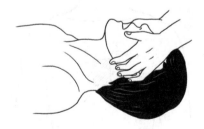

图 5-8　托下颌法

(三) B(breathing)人工呼吸

人工呼吸是指借助人工手法或机械外力来推动肺、膈及胸廓的活动,使气体被动进出肺,以保证机体氧的供给及二氧化碳的排出,维持一定的氧分压。最简易、快捷、有效的人工呼吸法是口对口呼吸,CPR 时常作为首选。

1.口对口呼吸　抢救者用按于患者前额的手的拇指和示指捏住患者鼻孔,不使其漏气,右手托下颌并使患者口唇张开。急救者深吸一口气,然后双唇紧贴患者口部,缓慢吹气,使胸廓扩张。吹气完毕,抢救者稍抬头并侧转头部换气,同时松开捏鼻的手,让患者胸廓回缩。如此吹气 2 次,每次吹气应持续 1s 以上,吹气频率为 10~12/ min,每次吹气量为 500~700ml,避免过度通气。如有条件,应尽快使用呼吸气囊或人工呼吸机。

2.口对鼻呼吸　对有口周外伤或牙关紧闭、张口困难者,可行口对鼻人工呼吸,注意吹气时要使患者上下唇合拢,呼气时放开。抢救婴幼儿时可用口对口鼻呼吸。

3.通气管("S"形通气管)的应用　可采用急救口咽管沿舌背插入,还可使用简易呼吸气囊辅助呼吸。

心肺复苏期间应密切观察患者的变化,按压与吹气 5 个循环后评估效果。如能摸到大动脉搏动,收缩压达到 60mmHg 或以上,口唇或皮肤转红、转暖,瞳孔由大变小,自主呼吸恢复,出现知觉反射,都是复苏有效的表现。

三、进一步生命支持

进一步生命支持(advanced cardiac life support,ACLS)又称二期复苏、药物与器械复苏。主要是在基础生命支持的基础上,应用辅助设备和药物,建立有效的通气和血液循环,包括除颤、起搏、药物治疗、机械人工呼吸、输血、输液等。

(一)心脏电击除颤

电击除颤是终止心室颤动最有效的方法。除颤每延迟 1min,抢救成功的概率就下降10%,所以越早越好。2010 和 2015 国际心肺复苏指南均建议应尽早使用自动体外除颤器(auto-mated external defibrillation,AED)除颤。AED 不仅是一种急救设备,更是一种急救新观念,强调由现场目击者最早(3min 内)进行有效急救。研究表明,未接受过培训的普通人和专业人员使用 AED 均安全有效。

AED 有别于传统的除颤器,可经内置计算机分析确定是否需要予以电除颤。AED 的语音提示和屏幕显示非常直观,可指导操作,而且便捷、易行。目前,双向波除颤已代替了单向波除颤器,其首次电击能量不应低于 120~200J。应尽可能缩短电击前后的胸外按压中断(<5s),每次电击后立即从按压开始心肺复苏。

(二)呼吸支持

根据患者的情况和医院条件,要及时建立人工气道和呼吸支持,可选择口咽气道、鼻咽气道、气管内插管或气管切开术等,还可经气管给药、吸痰及供给高浓度氧,增加有效通气,缓解缺氧。

可使用简易呼吸器,简易呼吸器由一个有弹性的皮囊、三通呼吸活门、衔接管和面罩组成。在皮囊后面空气入口处有单向活门,其侧方有氧气入口,可自此输氧 10~15L/min。有条件时应及早使用气管内插管或呼吸机,要求插管必须熟练快速(15min 内完成),进行二氧化碳波形图定量分析,以确认并监测气管插管位置和心肺复苏质量。

(三)药物治疗

1.目的　①增加脑、心等重要脏器的血液灌注量;②减轻或纠正酸中毒;③提高心室颤动阈值或心室张力。

2.常用药物

(1)肾上腺素:为首选药物。可通过 α 受体兴奋作用使外周血管收缩,提高主动脉舒张压,增加冠状动脉灌注和心、脑血管流量;通过β受体兴奋作用增强心肌收缩力,增快心率,增加心排血量;还可使心室颤动波由细变粗而容易除颤。一般主张首次剂量为1mg,静脉注射,若无效,每隔3~5min可重复给1~3mg。

(2)利多卡因:可降低心肌应激性,对心室颤动及顽固性心律失常有效。尤其在没有电击除颤条件时,是药物除颤的主要方法。每次50~100mg,静脉注射。必要时可重复给药。

(3)阿托品:能解除迷走神经对心脏的抑制作用。可用于因迷走神经反射刺激及缓慢性心律失常所致的心搏骤停者。用量为0.5~1mg,静脉注射。

(4)碳酸氢钠:为最常用的碱性药物,在有代谢性酸中毒时应用。一般在心搏骤停15min或以上,动脉血pH小于7.2或有代谢性酸中毒时使用。用量为0.5~1mmol/kg(5%碳酸氢钠100ml相当于60mmol)静脉点滴,以后可间隔10min给半量。复苏后期应测定动脉血pH和二氧化碳分压来决定用量。

3. 给药途径

(1)静脉给药:是首选给药途径。应尽早建立静脉通路,选择肘静脉以上穿刺,最好选用中心静脉置管。

(2)气管内给药:适用于气管内插管的患者。将肾上腺素、利多卡因、阿托品等,以生理盐水或蒸馏水稀释后,经气管导管远端注入,并接正压通气,以便药物弥散,快速吸收。气管给药需用较大剂量,一般为静脉给药的2~3倍。

(3)心内注射:用附有细长针头的注射器,在第4肋间胸骨左缘1.5~2cm处(成人),垂直刺入右心室,抽得心腔内回血,然后注入药液。心内注射因有损伤冠状动脉血管、心肌、肺的可能,且注射时必须暂停心脏按压,还可能将药物误注入心肌内,故一般不主张使用。

4. 用药监护 在整个复苏过程中,要密切观察用药反应和不良反应。肾上腺素常有心悸、头痛等不良反应,复苏成功后应立即停止使用,用量过大可引起血压突然上升甚至发生脑出血。利多卡因用量过大可引起房室传导阻滞、心肌抑制、心律失常加重及中枢神经系统反应。一旦发生中毒症状,应立即停药并输液。使用碳酸氢钠要注意避免碱中毒而诱发低钾血症。阿托品过量可致心动过速、口干及中枢神经兴奋症状,严重时可致昏迷、呼吸麻痹等。用药之前就应做好相应的抢救准备。

(四)明确诊断

尽快明确引起心搏骤停的原因,并采取相应的治疗措施,避免心搏骤停再次发生。迅速进行心电监护和必要的血流动力学监测。

(五)其他

对常规复苏无效者,有条件时可行人工心脏起搏,或紧急体外循环术。人工体外心脏起搏操作快速、方便。目前许多新的除颤器都附有体外起搏器,更增加了其快速复苏的可能性。

四、持续生命支持

持续生命支持(prolonged life support,PLS)的重点是脑保护、脑复苏以及复苏后并发症的防治。复苏的最终目的不仅是心搏与呼吸的恢复,还要促进其神经系统功能的恢复,使患者获得有质量的生活。因此,有效的脑复苏措施必须尽早实施。

(一)脑复苏

脑复苏主要针对4个方面:①降低脑细胞代谢率。②加强氧和能量供应。③促进脑循环再流通。④纠正可能引起继发性脑损害的全身和颅内病理因素。脑复苏具体措施有：

1. **维持血压**　循环停止后，脑血流自主调节功能丧失而依赖脑灌注压，故应维持血压在正常或稍高水平，以恢复脑循环。同时应防止血压过高而加重脑水肿。

2. **呼吸管理**　脑缺氧是脑水肿的重要根源，又是阻碍恢复呼吸的重要因素。应及早加压给氧，适时进行气管插管及机械辅助呼吸。

3. **降温**　降温对于防止脑水肿、降低颅内压、恢复中枢神经细胞功能非常重要，时间越早越好。在人工冬眠药物使用的基础上，体温可逐渐降至直肠温度 32~34℃水平，争取尽早使用冰帽保护大脑。降温至皮质功能开始恢复，一般需 2~3d 或更长时间。停止降温后应让体温自动缓慢上升。

4. **脑复苏药物的应用**

(1)冬眠药物：可消除低温引起的寒战、解除血管痉挛、改善血流灌注、辅助物理降温。常用冬眠Ⅰ号(哌替啶 100mg、异丙嗪 50mg、氯丙嗪 50mg)。

(2)脱水药：在降温和维持血压的基础上，及早应用脱水药以减轻脑水肿。常用 20% 甘露醇、50% 葡萄糖、呋塞米等。

(3)糖皮质激素：可改善毛细血管通透性，防治脑水肿，降低颅内压，改善脑循环，稳定溶酶体膜，防止细胞自溶和死亡。首选地塞米松。

(4)其他：促进脑细胞代谢的药物。如能量合剂、巴比妥酸盐类药物、钙离子通道阻滞药、氧自由基消除剂及铁离子螯合剂等。

5. **高压氧(HBO)治疗**　能快速、大幅度地提高组织氧含量和储备，增加血氧弥散量及有效弥散距离，对纠正细胞的缺氧尤其是脑水肿下的细胞缺氧效果较好。在复苏后期由于 HBO 具有增强组织活力，促进侧支循环的开放与重建，对神经细胞的恢复及脑循环的重建有治疗作用。HBO 应用时间越早越好。

(二)其他治疗

其他治疗包括：①心搏恢复后，针对不同病情使用血管活性药物及强心药物，注意调整输液速度，维持循环功能。②加强呼吸管理，及时进行血液检测，进行有效的人工通气，注意防止肺部并发症。③检测尿量及生化改变，防止肾衰竭。④纠正酸中毒及电解质紊乱。⑤对症及支持疗法。⑥积极治疗原发病。

护士应熟练掌握心肺脑复苏技术，面对急、危、重症患者急而不乱，迅速敏捷，正确有序地进行急救，协助医师做好复苏的一系列工作。

第四节　复苏后的监测与护理

心搏骤停患者经过初期复苏后，常需转送到 ICU 进行复苏后的监测和加强护理，找出并治疗心搏骤停的原因，防止发生多器官功能衰竭，并进行多学科的综合救治。

一、循环系统的监护

进行心电监护，监测心律、血压、呼吸，必要时通过无创或有创的方法测定心排血量、中心静脉压以指导治疗。密切观察皮肤、口唇的颜色，四肢的温度等判断循环功能。定时进行心电图检查。根据医嘱正确使用血管活性药物、强心药物等，调整输液速度，防止发生心力衰竭或再次发生心搏骤停。

二、呼吸系统的监护

严密观察呼吸频率、节律、深浅度,评估患者呼吸音等,注意气道是否通畅及肺部有无感染。湿化气道,定时翻身、拍背,及时清除呼吸道分泌物,保持呼吸道通畅。对于气管切开及应用人工呼吸机者,要防止感染。调试合适的呼吸机模式及参数,进行血气监测,控制吸氧浓度和通气量、通气压力,观察有无导管阻塞或连接松脱、皮下气肿、通气过度或通气不足等现象。

三、纠正酸中毒和电解质紊乱

由于呼吸循环停止后导致组织细胞缺氧,无氧代谢增加,酸性代谢产物蓄积,形成代谢性酸中毒;同时,呼吸停止,二氧化碳不能经呼吸排出,导致高碳酸血症,形成呼吸性酸中毒。两者同时存在可形成混合型酸中毒。酸中毒是复苏后循环、呼吸功能不稳定,发生心律失常、低血压的重要因素,也是脑复苏失败的重要因素。所以应监测血气分析和各种血液生化指标。对呼吸性酸中毒,主要通过建立有效的人工呼吸、加强通气来纠正;代谢性酸中毒可通过补液、应用碳酸氢钠得以纠正。纠正电解质紊乱,及时处理高钾血症等异常情况,保护肾排酸保碱功能。

四、神经系统的监护

密切观察患者的意识状态、瞳孔变化、各种反射、肢体活动、感觉等,协助医师进行颅内压监测,及时发现和处理脑缺氧、脑水肿,遵医嘱按时给予降颅压等药物输入。

五、肾功能监护

密切观察患者每小时尿量及性状,并记录24h出入量。适时采集各种标本,监测血尿素氮、肌酐等生化指标,预防肾衰竭。防治肾衰竭最有效的措施是维持循环稳定,保证肾的灌流量,纠正酸中毒,适当使用肾血管扩张药(如小量多巴胺)和利尿药,避免使用引起肾血管收缩和损害肾功能的药物。

六、护　理

(一)一般护理

1. **休息与体位**　安置患者在ICU,由专人护理。绝对卧床休息,保持环境安静,限制探视。意识障碍者,取平卧位头偏向一侧。血压平稳后,床头抬高10°~30°卧位。

2. **增加营养摄入**　对恢复期患者要增加营养供给,必要时采用TPN,待胃肠功能恢复后可鼻饲或进食。

3. **维持合适的体温**

(1)人工冬眠治疗者,降温、复温过程须缓慢平稳地进行,持续监测体温,避免寒战、冻伤、肺部感染等并发症。

(2)患者复苏后,常因循环灌注不足,出现体温过低,需要保暖,应提高室温或加盖棉被,不要做任何形式的局部体表加温。

(3)对中枢性发热、继发感染性发热的患者,须采用降温措施,做好发热护理。

4. 预防感染和损伤　复苏后患者常规使用抗生素。预防肺部感染,定期翻身、拍背,痰液黏稠时予雾化吸入,保持呼吸道通畅;对气管插管、气管切开、机械通气的患者,严格做好气管导管、呼吸机管道的消毒处理,吸痰用物和操作过程严格无菌。对留置导尿患者要预防泌尿系感染,定时更换引流管,每天更换引流袋,做好尿道外口、会阴部清洁消毒护理。做好口腔护理、皮肤护理,定时翻身,预防压疮等并发症。

(二) 并发症观察

加强生命体征、实验室检查结果的监测,了解机体状况和脏器功能。判断有无心力衰竭、气胸、肺部感染、泌尿系感染、急性肾衰竭、酸中毒、电解质紊乱、压疮、导管并发症等发生,及时报告医师。

(三) 心理护理

护士要亲切温和,细致负责。病情许可后,鼓励患者说出自己的担忧,并给予解释和疏导。向患者介绍监护室环境、监护治疗的必要性,消除患者的紧张情绪。向患者家属解释病情,宣教疾病的有关知识,积极配合完成医护方案。

讨论与思考

1. 列举导致心搏骤停的原因,其中最常见的原因是什么?

2. 如何判断患者发生了心搏骤停?

3. 患者男性,17 岁,触电,心搏骤停。请说出现场心肺复苏 CAB 各环节操作步骤和要点,并能在模型上正确进行现场心肺复苏技术操作。

4. 说出心脏复苏的常用药物、给药途径,讨论药物的作用。

(韩晓玲)

第6章

休 克

学习要点
1. 掌握休克的病情判定,休克的救治与护理措施
2. 熟悉休克的概念和分类,休克的病理生理与临床表现的关系

> ➕ **案例分析**
>
> 李某,男,20岁。左季肋部被汽车撞伤后疼痛、头晕、无力半小时急送入院。体检:体温38℃,脉搏120/min,呼吸30/min,血压75/50mmHg,血氧饱和度92%。面色苍白、表情淡漠、四肢湿冷。全腹轻度压痛、反跳痛和肌紧张,以左上腹明显,移动性浊音阳性,肠鸣音减弱。辅助检查:腹腔穿刺抽出不凝固的血液。
>
> 请分析:1. 该患者可能发生了什么情况? 有何依据?
>
> 2. 患者被送急诊室,作为接诊护士,应立即采取的护理措施是什么?

休克(shock)是由多种原因引起的急性有效循环血量不足,组织器官微循环灌注急剧减少,造成细胞组织急剧缺氧、代谢障碍和细胞功能损害,最终导致组织器官不可逆损害的病理综合征。不同病因的休克有各自的特点,但均有共同的病理生理变化,即微循环障碍,导致代谢改变和内脏器官继发性损害。休克的最终结果是多器官功能障碍综合征(MODS),其病死率高。休克也是急诊科及临床各科室常见的危重症,需要紧急抢救及现场急救。抢救能否成功取决于医护人员对各型休克的病理生理、病情评估与救治及护理技术的掌握程度。

第一节 休克的分类与发病机制

一、休克的分类

休克的分类方法很多,尚未统一,主要有以下几种:

(一)按病因分类

1. 低血容量性休克 ①失血(创伤、内脏出血);②体液丧失(剧烈呕吐、腹泻、烧伤)。

2. 感染性休克　多见于革兰阴性菌感染。

3. 过敏性休克　多见于药物、血清制剂、疫苗所致。

4. 心源性休克　多见于急性心肌梗死、弥漫性心肌炎、心脏压塞所致。

5. 神经源性休克　多见于高位脊髓麻痹、损伤、剧烈疼痛所致。

(二)按病理生理学分类

根据血流动力学机制、血容量分布的改变分类如下:

1. 低血容量性休克　指由于血液或体液的丢失所致的有效循环血量降低而引起的休克。外源性丢失如大出血所致的失血性休克,内源性丢失如呕吐、腹泻引起的重度脱水所致的低血容性休克。

2. 心源性休克　指由于心功能不全、心力衰竭而引起的休克。常见有急性心肌梗死、重症心律失常、左心功能不全、心瓣膜病变及各种心肌病变等。

3. 阻塞性休克　指主要通路受阻而引起的休克。常见的有急性肺动脉栓塞、张力性气胸、心脏压塞等。

4. 分布性休克　指血管舒缩功能异常而引起的休克。包括容量血管扩张(常见的有过敏性休克、药物性休克、神经源性休克等)和动静脉分流增加(如感染性休克)。

(三)按血流动力学特点分类

1. 低动力型休克(亦称低排高阻型休克)　其血流动力学特点是心脏排血量低,外周血管阻力高。由于皮肤血管收缩,血流量减少,使皮肤温度降低,故又称为"冷休克",此型休克在临床上最为常见。低血容量性、心源性、创伤性休克均属此类。

2. 高动力型休克(亦称高排低阻型休克)　其血流动力学特点是总外周血管阻力低,心脏排血量高。由于皮肤血管扩张,血流量增多,使皮肤温度升高,故又称为"暖休克",部分革兰阳性球菌感染性休克属于此类。

二、休克的发病机制

(一)休克早期(微循环缺血期或缺血缺氧期)

微循环受休克起动因子的刺激使儿茶酚胺等体液因子大量释放→末梢细小动脉、微动脉、毛细血管前括约肌、微静脉持续痉挛,毛细血管前阻力增加,大量真毛细血管关闭→微循环灌流量急剧减少→血液重新分布(以保证心脑等重要器官的血供)。随着病情发展,微循环动静脉吻合支开放,微动脉血液直接进入微静脉(直捷通路)以增加回心血量。此期若能去除病因,积极救治,休克容易得到纠正。

(二)休克期(微循环淤血期或失代偿期)

由于休克早期的小血管收缩,造成组织缺氧。无氧代谢后乳酸堆积→代谢性酸中毒→微动脉和毛细血管前括约肌呈舒张反应,而微静脉和毛细血管后括约肌仍呈持续收缩状态→大量血液进入毛细血管网,造成微循环淤血,毛细血管通透性增加,大量血浆外渗→进一步降低了回心血量→心搏出量继续减少,血压下降,组织细胞缺氧及器官受损加重。此期,休克进入抑制期。

(三)休克晚期(微循环凝血期,又称 DIC 期)

随着病情进展,淤滞在毛细血管内的血液浓缩,并且在酸性环境中处于高凝状态,容易形成微血栓,甚至引起弥散性血管内凝血(DIC)。同时,因凝血因子大量消耗和继发性纤维蛋白溶解系统激活,容易导致全身广泛出血。细胞因持久缺氧而致细胞膜损伤,溶酶体释放,大片组织坏死,器官功能发生严重损害。若原无器官功能异常的患者,同时或短期内相继出现两个以上器官功能障碍,则为多器官功能障碍综合征(MODS)。此期为休克的不可逆阶段。

休克一旦发生即为严重的、动态的病理生理过程。其临床表现因病因的不同而各具特性。最初往往是交感神经活动亢进的表现,低血压在休克抑制期出现。低血容量性休克等可有典型的微循环各期的变化。流脑、败血症、流行性出血热等较早发生DIC;由脊髓损伤或麻醉引起的,可因交感神经发放冲动,突然发生血流重新分布;心源性休克可因泵衰竭而使血压一开始即明显降低。

第二节 病情评估

一、临床表现

(一)休克早期
面色苍白、多汗、皮肤发冷,口唇或四肢末梢轻度发绀;意识清楚,伴有轻度兴奋、紧张、烦躁不安;脉速,血压大多正常,脉压减小(<30mmHg);呼吸增快;尿量稍少;眼底动脉痉挛。

(二)休克期
全身皮肤由苍白转为发绀,皮肤湿冷;神情淡漠、反应迟钝;脉细速,收缩压可下降至70~90mmHg,脉压<20mmHg;呼吸浅促;尿量进一步减少,并出现代谢性酸中毒;眼底动脉扩张。

(三)休克晚期
全身皮肤黏膜有青紫、花斑、紫斑出现,四肢厥冷;意识不清或昏迷;心音弱,脉搏很弱或摸不清,收缩压<70mmHg或测不到;呼吸微弱或不规则,严重低氧血症,酸中毒;尿量极少或无尿;出血倾向,如呕血、便血等,患者常继发心、肺、肾等器官功能衰竭。

二、实验室检查

1. 血液检查 红细胞计数、血红蛋白量和血细胞比容可提示失血情况,判断血液稀释或浓缩;白细胞计数和分类计数提示是否存在感染。

2. 动脉血气分析 测定动脉血氧分压(PaO_2)、动脉血二氧化碳分压($PaCO_2$),可判断患者缺氧或肺功能状况。测定pH、碱剩余(BE)、缓冲碱(BB)等,了解有无酸碱平衡失调。

3. 血清电解质测定 可了解体液代谢和酸碱平衡失调的程度。

4. 动脉血乳酸盐测定 反应细胞缺氧程度,正常值为1.0~1.5mmol/L。休克时间越长,血液灌注障碍越严重,动脉血乳酸盐浓度越高,病情也越严重。

5. 凝血功能测定 DIC时,测定血小板计数、凝血酶原时间、血浆纤维蛋白原含量以及3P(血浆鱼精蛋白副凝)试验,血小板计数低于$80×10^9/L$,纤维蛋白原低于1.5g/L,凝血酶原时间较对照延长3s以上,结合临床表现可考虑DIC。

三、病 情 判 定

(一) 病史

患者有无引起休克的病因和休克发生的时间、程度及经过,是否经过抗休克治疗,治疗经过及反应,用药情况等。同时还应注意伴随症状及出现的时间与程度。

(二) 临床表现

观察患者的意识、皮肤黏膜的颜色和温度、生命体征、周围循环状况及尿量等。随着休克病程的演变,各期临床表现有所不同。

(三) 休克的程度

确诊为休克后,还要判定休克的程度,临床上将休克分为轻、中、重 3 度,根据临床表现进行判断(表 6-1)。

表 6-1　休克程度的估计

程度	轻度(休克代偿期、休克早期)	中度(休克抑制期、休克期)	重度(休克晚期)
意识	意识清楚,表情痛苦,精神紧张,躁动不安	意识尚清楚,表情淡漠,反应迟钝	意识模糊,嗜睡,甚至昏迷
皮肤黏膜	开始苍白、多汗,温度正常或发凉	苍白或发绀,发冷	显著苍白、青紫或花斑,厥冷,肢端尤明显
脉搏	100/min 以下,尚有力	100/min 以上,细速	脉搏速而细弱或触摸不到
血压	收缩压正常或稍高,舒张压升高,脉压<30mmHg	收缩压 70~90mmHg,脉压<20mmHg	收缩压<70mmHg,或测不到
呼吸	增快	浅促	微弱,或不规则
尿量	正常或稍少	尿少	尿少或无尿
失血量估计	20% 以下(800ml 以下)	20%~40%(800~1600ml)	40% 以上(1600ml 以上)

重点提示

休克患者生命体征变化最早的是脉搏,在血压没有下降之前,即有明显的脉率加快。

(四) 休克的病因

根据患者的表现判断休克的病因(表 6-2)。如患者有出血、血压及血红蛋白进行性下降,应考虑失血性休克;如有喉头水肿、呼吸困难、用药史、螫伤等,应考虑过敏性休克;有颈静脉怒张、心音低钝及肝大应考虑心源性休克;有颈椎损伤、四肢瘫痪及剧烈疼痛,应考虑神经源性休克。

表 6-2　常见休克的鉴别

指标	低血容量休克	感染性休克	心源性休克	神经源性休克
肤色及肢端温度	苍白,发凉	有时红、暖	苍白,发凉	红润,温暖
外周静脉充盈度	萎陷	不定	收缩,萎陷	充盈良好
血压	降低	降低	降低	降低
脉率	加快	加快	加快或减慢	正常或降低
尿量	减少	减少	减少	正常或降低
中心静脉压	降低	升高或降低	升高	正常
PaO_2	初期升高晚期下降	降低	降低	正常
$PaCO_2$	降低	降低或升高	初期降低	正常或降低
pH	降低	降低	降低	不定
血细胞比容	升高或降低	正常	正常	正常

第三节　救治与护理

休克的救治主要是及时治疗引起休克的原发病,去除病因,如控制感染、去除过敏原、补充血容量等。同时积极抗休克,必要时进行手术治疗。

一、维持生命体征平稳

休克患者应安置在 ICU 监护救治,病室内温度 22～24℃,湿度 50%～60%。保持空气新鲜,通风良好。患者采取休克体位,即头和躯干抬高 20°～30°、下肢抬高 15°～20°,以增加回心血量。及早建立两条静脉通路,以补充体液和保证抢救用药。早期给予吸氧,保持气道通畅,吸入氧浓度为 40% 左右。使用鼻导管或面罩给氧时,要注意影响气道通畅的因素,如舌根后坠,颌面、颅底骨折,咽部血肿,鼻腔出血,吸入异物或呕吐,喉头水肿,严重胸部创伤等。注意保暖,但不能在体表加热。危及生命的伤情应优先处理,如窒息、大出血等。

二、监　测　病　情

1. 观察生命体征、神志、皮肤颜色与温湿度、尿量等　每 15 分钟观察记录 1 次,病情稳定后每 30 分钟至 1 小时记录 1 次。监测血流动力学变化,了解血容量、心肺肾功能、血管张力等。了解呼吸功能、血气分析等辅助检查结果。

2. 监测重要器官功能　注意观察出血现象,一旦皮肤黏膜有出血点或凝血功能异常时,要考虑到发生 DIC 的可能。快速补液时要注意有无肺水肿及心力衰竭的表现,如咳嗽、咳粉红色泡沫痰等。如发现重要器官的损害,要及时处理。

3. 血流动力学监测

(1)中心静脉压(CVP):主要反映回心血量和右心室排血能力,有助于鉴别心功能不全与血容量不足引起的休克。中心静脉压与血压的变化关系,对决定输液的量、质、速度,以及选用强心、利尿或血管扩张药有较大指导意义(参见第 4 章　重症监护)。

(2)肺毛细血管楔压(PCWP):在无肺血管病变和二尖瓣病变时,测定 PCWP 可反映肺静脉、左心房、左心室压力。PCWP 正常值为 6～15mmHg(0.8～2.0kPa)。通过测定 PCWP 可了解患者的血容量及肺循环阻力状况,对估计血容量、掌握输液速度和防止肺水肿等是一项重要指标,但此项检查是一种有创性检查,有发生严重并发症的可能,应严格掌握适应证。

(3)心排血量(CO):反映心脏泵功能的一项综合指标,受心率、前负荷、后负荷及心肌协调性和收缩力等因素的影响,其正常值为 5~6L/min。休克时,心排血量降低,但感染性休克有时较正常值高。

(4)心脏指数(CI):指每单位体表面积的心排血量。它可反映休克时周围血管阻力的改变及心脏功能情况。正常值为 2.5~3.5L/(min·m²)。休克时,如周围血管阻力降低,心脏指数代偿性增高;如周围血管阻力增高,则心脏指数代偿性下降。

(5)休克指数:休克指数=脉率/收缩压,它对低血容量性休克有一定参考价值。正常值为0.5 左右。如果休克指数≈1,提示血容量丧失 20%~30%;如休克指数为 1~2,提示血容量丧失 30%~50%。

三、补充血容量

休克患者应开放 2 条静脉通道,一条保证快速输液迅速扩容,另一条保证需要的药物按时输入。有条件最好采用中心静脉置管。一般认为,首先给予晶体溶液,但由于其扩容作用时间仅 1h 左右,故随即应给予胶体溶液。晶体溶液常用平衡盐溶液(碳酸氢钠等渗氯化钠溶液);胶体溶液包括全血、血浆、血浆蛋白及人工合成的血浆制品等。补液的量与速度应根据连续动态监测血压、尿量、皮肤温度、中心静脉压及心功能等来作为参考指标。对容量是否合适的简单判断方法有:①颈静脉是否充盈,四肢血管是否充盈;②肝是否大,有无压痛,肝颈静脉回流征阳性表示血容量已补足;③收缩压与脉率的差<10,表示血容量不足;④让患者平卧将下肢抬高 90°,若血压上升表示血容量不足;⑤让患者采取半卧位或半坐位时,观察心率及血压有无明显改变,若有改变表示血容量不足。

重点提示

对休克患者建立静脉通路,宜选择上腔静脉系的中、大静脉,最好选用中心静脉穿刺置管,以保证补液、抢救用药、监测 CVP。

四、治疗原发病

恢复有效血容量,是治疗各类休克最基本的也是最有效的措施。同时,应找出病因,及时治疗原发病。

1. **失血性休克** 积极止血,采取的方法应根据病情和出血部位而定。如四肢出血,尽快采取压迫止血,或使用止血带;肝、脾等内脏破裂出血,应边抗休克边积极准备,尽快手术治疗;上消化道出血、咯血一般先行内科保守治疗,不能有效止血时要考虑手术治疗。

2. **心源性休克** 积极治疗心血管原发病,如由急性心肌梗死引起者,应给予吸氧、再灌注心肌、防治心律失常等治疗。

3. **过敏性休克** 立即停止接触过敏原,并给予 0.1%肾上腺素溶液 0.5~1mg 皮下或肌内注射,必要时可重复给药。亦可应用糖皮质激素及抗组胺药物。另外,应保持呼吸道通畅,积极处理并发症。

4. 感染性休克 有效控制感染是抢救感染性休克的关键。主要措施为合理应用抗生素和处理原发感染灶。抗生素应用要按早期、足量、联合、静脉给药的原则。对感染灶要彻底清创引流,消除感染源。

5. 神经源性休克 根据不同病因及临床表现等进行相应的处理。

五、血管活性药物的应用

严重休克时,只用扩容治疗不易迅速改善微循环并升高血压。在血容量基本补足的前提下,若循环状态仍未好转、血压仍不升,而肺动脉楔压和心排血量正常时,则提示周围血管张力不足,可以选用血管收缩药。常用的血管收缩药有间羟胺、多巴胺(高浓度多巴胺激动 α_1 受体使血管收缩)、肾上腺素、去甲肾上腺素等。若经补充循环血量等处理后血压仍不升,而肺动脉楔压增高,心排血量低或周围血管显著收缩以致四肢厥冷并有发绀时,可应用血管扩张药。常用的血管扩张药有多巴胺(低浓度多巴胺激动血管的 D_1 受体使血管舒张)、硝普钠、硝酸甘油、酚妥拉明等。应根据血流动力学的指标,考虑是否联合用药。

血管活性药物使用注意事项:①血管活性药物必须在补足血容量的基础上使用。②从小剂量、低浓度开始,根据医嘱控制滴速。③防止血管收缩药外渗至皮下,以免引起局部组织坏死。④严密观察 BP、CVP,开始用药时每 5~10 分钟测量 BP,根据 BP 变化调节药物浓度或滴速;血压平稳后,改为每 15~30 分钟测量 1 次。

六、防治并发症

休克易导致重要器官功能的损害,出现肾、肺、心等多器官功能障碍,应采取相应的处理措施。休克扩容过快过量,可引起心力衰竭、急性肺水肿,要注意预防。休克患者大多数伴随酸中毒,一般经补液扩容后可缓解,严重酸中毒应补充碱性药物,常用 5% 碳酸氢钠。休克患者机体免疫力下降,加之外伤、侵入性操作等因素,容易继发肺部、泌尿系、导管等感染,应严格遵循无菌技术原则,加强创面护理、导管护理、口腔与呼吸道护理、皮肤护理等,并合理使用有效抗生素。

七、糖皮质激素和其他药物的应用

糖皮质激素可用于感染性休克和其他较严重的休克,可选用地塞米松、氢化可的松等,多采用大剂量短程冲击疗法,以调节患者的应激反应。改善细胞代谢,常用外源性腺苷三磷酸、辅酶 A、细胞色素 C 等,有利于保护重要脏器功能。

八、心理护理

休克起病急,患者及家属心理压力大,加之抢救使用仪器多,会使患者心理压力加重,产生焦虑、恐惧、烦躁不安等反应,影响治疗和护理。医护人员要关心、安慰患者和家属,多进行沟通,耐心说明病情变化和有关治疗、护理措施的意义,让患者和家属减轻紧张焦虑,主动配合治病与护理。

讨论与思考

1. 请结合休克的病理生理变化,分析休克的临床表现。

2. 患者男性,37岁,被压在倒塌的房屋废墟中 2h。被救出时意识淡漠,面色苍白,脉搏 116/min,血压 75/60mmHg。当前,护士应采取哪些救护措施?

（郝　强）

第 7 章

多器官功能障碍综合征

学习要点

1. 掌握多器官系统功能衰竭、全身炎症反应综合征的概念
2. 熟悉多器官系统功能衰竭的治疗和护理
3. 了解多器官系统功能衰竭的病因和机制

案例分析

患者,男,43 岁。因车祸致胸腹部严重挤压伤,患者诉有呼吸困难,腹痛。查体:呼吸费力,双肺湿啰音,胸腹部压痛,尿量 250ml/24h,呼吸 25/min,血压 80/55mmHg。左上腹明显压痛,轻度反跳痛。移动性浊音(+)。血气分析:PaO_2 50mmHg,$PaCO_2$ 45mmHg。

请分析:1. 患者可能发生了什么病变?

2. 其发生的原因是什么? 应该如何处理?

第一节　概　　述

由创伤、休克或感染等严重病变诱发,原无器官功能障碍的患者同时或者在短时间内相继出现两个或两个以上器官系统的功能障碍称为多器官功能障碍综合征(MODS)。本病在概念上强调:①原发致病因素是急性的,且较严重;②致病因素不是导致器官损伤的直接原因,而是经过体内某个过程介导发展而成;③器官功能障碍为多发性、进行性,是一个动态的过程;④器官功能障碍为可逆的,经过及时干预治疗,功能有望恢复。

MODS 是创伤、休克及感染后最严重的并发症,直接影响患者的预后,是导致危重患者死亡的主要因素之一,也是近年来引起危重病医学领域研究的热点问题。因此判断患者的严重程度,实施及时恰当的急救措施,是决定患者预后的关键。

一、病因及病情评估

(一)病因

1. **严重创伤**　突发事故的严重创伤(车祸、建筑倒塌受压、高处坠地等所致的创伤)、大面

积烧伤、大手术后等患者容易出现 MODS。

2. 休克　机体器官常因有效循环灌注不足发生缺血缺氧,代谢产物蓄积,从而影响、损害各器官的功能。而在有效循环恢复后,还会由于血流的再灌注,产生大量氧自由基,也会导致 MODS 的发生。

3. 严重感染　感染是 MODS 的常见诱发因素。脓毒血症、腹腔感染、大面积烧伤创面感染、重症肺炎等容易导致 MODS 的发生。

4. 其他　心搏、呼吸骤停复苏后;患某些疾病的患者更容易发生 MODS,如心脏、肝、肾的慢性疾病,糖尿病,免疫功能减退等。

(二)病情评估

MODS 发病机制十分复杂,涉及神经、体液、内分泌、免疫、营养代谢等诸多方面。目前比较一致的看法是:由于创伤、休克、感染等因素导致的失控的免疫炎症反应可能是形成 MODS 的最重要原因。

根据 MODS 的发病机制,MODS 的诊断应具备 2 项条件,即全身炎症反应综合征(SIRS)和器官功能不全。

1. SIRS 的诊断标准　在严重创伤、感染、休克等刺激机体后,具备以下 2 项以上即可诊断 SIRS:①体温>38℃或<36℃;②心率>90/min;③呼吸>20/min 或 $PaCO_2$<32mmHg;④血象:白细胞计数>$12×10^9$/L 或不成熟白细胞>10%。

2. 器官功能障碍诊断标准　由于 MODS 是一个渐进损伤的过程,在功能正常、功能不全和功能衰竭之间的界线并不明显,而是有一定范围的重叠。随着人们对其认识的逐步深入,其诊断方法和标准也在不断地变化和改进,很多学者都试图提出认为最合理的诊断标准,但迄今为止,国内外对 MODS 尚无一致公认的诊断及严重程度的评价标准,国内仍然沿用在 1995 年庐山会议制定的标准,称"庐山标准"。着眼于早期预防和治疗,避免严重的发展趋势,及时制止器官功能的不断恶化,是对此病认识的最终目的。

重点提示

在 MODS 进展中,一般最先受累的器官是肺,其次为肾、肝、心血管、中枢神经系统、胃肠、免疫系统和凝血系统。多器官功能障碍综合征发病的特点是继发性、顺序性和进行性。

二、临床特征与诊断

(一)临床特征

MODS 的临床症状具有以下几个特征:①发生功能障碍的器官多是直接受损害器官的远离器官;②从原发损伤到发生器官功能障碍有一定的时间间隔;③高排低阻的高动力状态是心血管系统疾病的特征;④高氧输送和氧利用障碍以及内脏器官的缺血缺氧,使氧供应的矛盾更加突出;⑤持续高代谢状态和能量利用障碍;⑥虽然炎症失控是 MODS 发生的根本原因,但其炎症反应在临床上不一定能找到病原菌。

(二)临床表现及诊断依据

1. MODS 的临床表现 （表 7-1）。

表 7-1 各器官功能障碍病理生理变化及临床表现

器官或系统	主要病理生理变化	临床表现
心血管系统	心肌缺血、心肌收缩力降低,排血量减少	主要为晕厥、休克、急性肺水肿、心搏骤停,可有心动过速、心律失常、血压下降等
呼吸系统	支气管收缩,血管收缩液体外渗,肺间质水肿、组织增生,通气血流比例失调,内皮细胞损害	呼吸急促、呼吸困难,呈喘息样呼吸,呼吸性碱中毒,代谢性酸中毒,顽固性发绀
肾	肾血管收缩,间质水肿,微血栓致肾缺血,肾小球滤过率降低	少尿或无尿,低渗尿或等渗尿,急性肾衰竭
消化系统	胃肠道缺血、黏膜上皮细胞变性坏死、溃疡形成,黏膜屏障功能破坏,细菌及内毒素侵入致肠源性毒血症或败血症,肝细胞坏死,激活凝血系统	食欲缺乏、呕吐、腹泻、便秘,呕血、黄疸,应激性溃疡,肠蠕动减弱,肠麻痹致肠梗阻,肝功能严重减退
血液系统	继发性纤溶亢进	全身出血倾向, DIC,易感染
神经系统	脑缺血、脑出血、脑水肿、颅内压升高	头痛,意识改变,体温过高或过低,呼吸抑制

2. 完整的 MODS 诊断依据

(1)致病因素:严重创伤、休克、感染等大量坏死组织存留或凝血机制障碍等。

(2)SIRS:免疫功能障碍、脓毒血症、血容量不足等所致的临床表现。

(3)多个器官功能障碍:两个或两个以上系统或器官功能障碍。

重点提示

MODS 的致病因素可通过体检和病史询问获得信息,而早期、准确地判断 SRIS 和多个器官功能的障碍的发生是 MODS 早发现、早诊断、早治疗的关键。

第二节 救治与护理

一、救 治

(一)救治监测要点

1. 及时了解 MODS 的发病原因 尤其要了解创伤、休克、感染等常见的发病因素,做到早期发现、早期干预,是减缓或阻断病程发展提高抢救成功的关键。

2. 病情监测 通过先进监护设备和技术,连续、动态地对生命体征及各系统器官功能的变化进行监测,并通过综合分析为临床提供治疗依据。

3. 加强病情及各器官功能指标的观察 ICU 的监护中,密切观察呼吸功能、心脏的射血功能,常规监测血流动力学的变化;通过生化及血常规的监测及时判定肝功能、肾功能、血液稀释或浓缩情况、机体炎症情况等;监测血小板计数、出凝血时间、凝血因子等,判定出凝血功能;通过监测患者的神经及精神状态判定中枢神经系统功能的变化。

4. 加强营养供给,维持体液平衡 由于机体处于高代谢状态,体内能量消耗很大,要根据病情,通过口服、鼻饲、静脉营养、TPN 等途径,保障营养供给。纠正水、电解质、酸碱平衡紊乱,保持机体内环境稳定,促进各器官系统的功能恢复。

(二)救治措施

MODS 发病急,病程进展快,病死率高,应采取一切措施实施救治,并控制或消除诱发因素,主要有以下措施。

1. 早期复苏,提高复苏质量 应避免因缺血时间太长而导致不可逆性损伤,做到尽早复苏。保证体液量的充足,根据"缺少什么补充什么,需要多少补充多少"的原则,维持有效循环。在休克早期,应尽早针对病因进行处理,保护各器官功能减少损伤,防止因细菌和内毒素移位而引发炎症失控。

2. 有效预防和控制感染

(1)尽量减少不必要的侵入性操作:任何有创操作均可增加感染概率。留置的静脉导管、动脉测压管、气管插管、导尿管、胃管、各类引流管等,留置时间越长,发生感染的机会就越高。要以必需为原则选择应用,加强护理,严格遵守无菌操作原则。

(2)加强病室管理:由于危重患者长期、联合使用大量抗生素,可能产生多重耐药菌株,通过工作人员的手、医疗设备和用品都可传播病原体。因此,加强管理,严格执行操作规程,严格执行病室的消毒隔离制度,是降低感染发生的重要措施。对免疫力低下患者实行保护性隔离。

(3)合理使用抗生素:正确采集血液、痰液、排泄物、创面及导管端分泌物等标本做细菌培养和药物敏感试验,根据结果选择高效敏感的抗生素。选择合适的给药方式、剂量和途径。对严重感染者,抗生素宜分次静脉给药,以保持 24h 稳定的血药浓度。一旦选用敏感药物,应于给药 72h 后判断疗效,除非细菌培养结果证实该方案无效,一般不应短期内频繁更换抗生素,以免造成混乱。合理使用抗生素,对疾病的治疗起着重要的作用。

(4)及时的专科处理:对于开放性损伤,早期清创是预防感染的最关键措施。对于创面已发生感染者,只要有适应证,外科处理也是最直接、最根本的治疗方法。包括清创、脓肿切开引流、坏死组织清除等。对于 MODS 患者,当感染、出血对生命已经构成威胁,又具有手术适应证时,应当机立断,在实施脏器功能支持的同时尽快手术。

3. 改善患者的免疫功能 不同原因引起的免疫功能损害是危重患者发生感染的重要内因,增强患者免疫功能是防止感染的重要措施。因此,适当使用免疫增强药,防止滥用免疫抑制药如糖皮质激素等是改善机体免疫功能的重要环节。

4. 尽早恢复胃肠道进食 胃肠道进食不仅有益于改善全身营养,而且也是保护胃肠道黏膜的重要措施。早期经胃肠道进食可减少创伤后感染的发生率,但这种效应必须在伤后 24~48h 摄食才能取得。

(三)救治效果评价

1. 呼吸道是否通畅,通气是否得到改善,缺氧和二氧化碳潴留是否得到纠正。

2. 生命体征是否趋于稳定,体温是否正常。

3. 脏器功能障碍是否得到改善,意识、反射是否趋于正常,尿量是否恢复正常。

4. 出血是否减轻或停止,皮肤黏膜是否保持完整。

5. 活动耐力有无增加。

6. 恐惧感是否减轻或消除。

二、护　理

1. **一般护理**　将患者置于 ICU 或单人病房,保持室内适当温度、湿度及清洁卫生,避免交叉感染;注意口腔、皮肤护理,勤翻身,防止口腔感染和压疮;对发热者及时采取降温措施,避免应用大量激素使体温骤降而致虚脱。保证氧的输送和供给,满足呼吸和循环的支持。保证营养的摄入,根据病情调整糖、蛋白、脂肪摄入的量,补充维生素、电解质等,如不能经胃肠道摄入时,可采用静脉营养。

2. **心理护理**　由于病情危重,患者常有恐惧、焦虑、悲观心理。护士要有强烈的同情心和责任感,关心体贴、尊重患者;耐心向患者和家属介绍与本病有关的知识和可能出现的主要问题;在实施各种抢救操作时应沉着冷静、技术熟练,使患者有安全感,并能更好地配合治疗护理,促进疾病的康复。

3. **病情监护**　由于 MODS 病情复杂,变化迅速,所以要进行严密监护,及时发现和掌握各系统器官衰竭的征象和表现,以便迅速采取措施。

(1)体温:MODS 多伴有感染,当严重感染导致脓毒症、感染性休克时,中心体温可高达40℃以上,而皮肤温度可低于35℃,提示病情十分危重。目前体温的监护设备有 2 个监测口,可用于中心温度和皮肤温度的监测,以计算温差。温差大,提示患者病情严重;经采取有效治疗措施后,温差减少,则提示病情好转,外周循环改善。

(2)脉搏和心率:脉搏和心率反映心脏、血管功能状态和血容量。要严密监测其快慢、强弱,以及是否规则。脉搏细速常提示心力衰竭,节律不规则提示心律失常。

(3)呼吸:注意呼吸的快慢、深浅、节律,以及听诊呼吸音情况,是否伴有发绀、哮鸣音、啰音、"三凹征"等变化。呼吸困难患者,注意呼吸困难的性质、表现、程度。呼吸节律变化常表现有潮式呼吸、毕奥呼吸(间断呼吸),以及点头样呼吸、叹息样呼吸,均是病情危重的征象。

(4)血压:密切监测血压变化,了解心脏、血管功能、血容量等情况,以指导治疗,预防休克和其他并发症。

(5)意识:MODS 患者可出现嗜睡、昏迷等,要注意意识与精神状态,观察双侧瞳孔大小、形状和对光反应,识别是中枢性或其他原因所致的意识障碍。

(6)心电监测:可直接反映心脏的电生理变化,对各种类型的心律失常有清晰准确的诊断价值。因此心电监测为常规的监测手段。

(7)肾功能:通过尿量以及尿的生化检测指标如尿素氮、肌酐判定。①尿量。应记录出入量,每小时和 24h 尿量。每小时尿量少于 30ml 时,提示肾血流灌注不足;当 24h 少于 400ml 时提示肾有一定损害;少于 100ml 时为尿闭,提示肾衰竭。②血尿素氮、肌酐。是体内蛋白质代谢产物,在正常情况下,血中尿素氮、肌酐主要经肾小球滤过排出。当肾实质损害时,肾小球滤过功能随之降低,使血液中尿素氮、肌酐的浓度升高。因此,测定血尿素氮、肌酐的浓度可判定肾小球的滤过功能。

4. **用药护理**　MODS 患者往往要同时使用多种药物,要注意各种药物的不良反应和相互之间的作用以及配伍禁忌。糖皮质激素使用量较大,使用时间长,可导致溃疡、出血、感染;血管活性药物应从小剂量、低浓度开始,根据血压调节滴速,防止直立性低血压,避免药物外渗导致的局部坏死;注意观察使用洋地黄类药物出现的恶心、呕吐等胃肠道反应、心电图改变等症状和体征,要避免药物中毒;脱水药、利尿药可引起的电解质紊乱,尤其是低钾血症。

讨论与思考

1. 对 MODS 的患者,护士应如何预防和控制感染?

2. 患者女性,40 岁,急性出血坏死性胰腺炎,感染性休克,MODS。请思考对该患者的监护要点,提出护理措施。

（郝　强）

第 *8* 章

理化生物因素所致急症的护理

第一节 急 性 中 毒

当一定量的某种物质进入机体,造成组织器官的结构破坏和功能损害称为中毒,引起中毒的物质称毒物。大量毒物短时间内经皮肤、黏膜、呼吸道、消化道等途径进入人体,迅速引起症状甚至危及生命,称为急性中毒。少量毒物,持续进入人体蓄积起来,并累积到一定量时所引起的中毒,称为慢性中毒。急性中毒是临床常见的急症,其特点是病情急、变化快、症状重,必须尽快做出诊断与急救处理。

重点提示

急性中毒、慢性中毒的主要区别是:进入机体的毒物量的大小、作用时间的长短、发病时的危急程度。急、慢性中毒的后果与转归,主要因不同毒物的毒性、机体反应、救治处理的及时性和有效性而不同。

一、病因与发病机制

(一)病因

1. 职业性中毒　在生产过程中,有些原料、辅料、中间产物、成品是有毒的,如不注意劳动保护,与毒物密切接触则可发生中毒。在保管、使用、运输方面,如不遵守安全防护制度,也可发生中毒。

2. 生活性中毒　误食、意外接触有毒物质、用药过量、自杀或谋杀等情况下,过量毒物进入人体都可引起中毒。

(二) 毒物的吸收、代谢和排出

1. 毒物的吸收　毒物主要经呼吸道、消化道、皮肤、黏膜等途径进入人体。在工农业生产中,毒物主要以烟、粉尘、雾、蒸汽、气体等形态由呼吸道吸入。生活性中毒,毒物以固态和液态多见,常经口摄入,由胃肠道吸收,引起中毒。

2. 毒物的代谢　毒物吸收后进入血液,分布于全身,主要在肝通过氧化、还原、水解、结合等作用进行代谢。多数毒物经代谢后毒性降低,但也有少数毒物经代谢后毒性反而增强,如对硫磷(1605)氧化成对氧磷后,其毒性比原毒物增加数倍。

3. 毒物的排出　多数毒物经肾从尿中排出,还可经汗液、唾液、乳汁、呼吸道、消化道、皮肤等排出。

(三) 中毒机制

根据毒物种类不同,作用不一,中毒机制常表现为以下几种形式:

1. 局部腐蚀刺激　强酸、强碱可吸收组织中的水分,并与蛋白质或脂肪结合,使细胞变性、坏死。

2. 缺氧　刺激性气体可引起喉头水肿、支气管痉挛或肺水肿等,破坏呼吸功能,引起呼吸道阻塞,造成窒息性缺氧。一氧化碳与血红蛋白结合为碳氧血红蛋白造成严重组织缺氧,尤其是脑缺氧。吸入氰化物后,可抑制细胞氧化酶功能,导致组织缺氧。

3. 麻醉作用　有机溶剂(如苯、汽油、煤油等)和吸入性麻醉药(如乙醚)有强嗜脂性,脑组织和细胞膜脂类含量高,该类物质可蓄积于脑细胞膜而抑制脑功能。

4. 抑制酶的活力　有机磷杀虫药抑制胆碱酯酶,氰化物抑制细胞色素氧化酶,重金属抑制含巯基酶等,通过破坏细胞内酶系统的作用而引起中毒。

5. 干扰细胞膜及细胞器的生理功能　如四氯化碳在体内产生自由基,它可使细胞膜中的脂肪酸产生过氧化,使线粒体、内质网变性,导致细胞死亡。

6. 受体竞争　如阿托品阻断胆碱能受体。

二、病 情 评 估

(一) 毒物接触史

重点询问职业史和中毒史。神志清楚者可询问中毒者本人,神志不清或企图自杀者向其家属、亲友、同事或现场目击者了解情况。

1. 怀疑食物中毒者　详细询问进食的时间、地点、种类、来源和同餐人员的发病情况。

2. 怀疑自杀者　询问中毒者近期精神状况、有无家庭和社会矛盾、情绪和举止等情况。

3. 怀疑服药过量者　询问中毒者的服药史、服药种类、服药量等。

4. 怀疑气体中毒者　询问中毒现场空气是否流通,是否有毒气产生或泄漏等。

5. 怀疑职业性中毒者　询问中毒者的职业史,包括工种、工龄、接触毒物的种类和时间、防护条件等。

(二)临床表现

1. 皮肤黏膜症状 ①皮肤及口腔黏膜灼伤:见于强酸、强碱、来苏儿等腐蚀性毒物灼伤。硝酸灼伤时皮肤黏膜痂皮呈黄色,盐酸灼伤时皮肤黏膜痂皮呈棕色,硫酸灼伤时皮肤黏膜痂皮呈黑色。②发绀:引起氧合血红蛋白不足的毒物中毒可出现发绀,如麻醉药、有机溶剂、刺激性气体等。亚硝酸盐、苯胺、硝基苯可使机体产生高铁血红蛋白,也可出现发绀。③黄疸:见于四氯化碳、毒蕈、鱼胆等中毒,可损害肝而致黄疸。④出汗:见于有机磷杀虫药、降糖药、胰岛素等中毒。⑤水疱:见于普鲁卡因、松节油、水合氯醛等中毒。⑥樱桃红色:见于一氧化碳、氰化物等中毒。

2. 眼症状 ①瞳孔扩大:见于阿托品、氰化物等中毒。②瞳孔缩小:见于有机磷杀虫药、吗啡、巴比妥类等中毒。③视神经炎:见于甲醇中毒。

3. 神经系统症状 ①昏迷:是急性中毒的常见症状。见于麻醉药、镇静催眠药、窒息性气体等中毒。②惊厥:见于有机磷杀虫药、樟脑、异烟肼等中毒。③肌纤维颤动:见于有机磷杀虫药、氨基甲酸酯杀虫药等中毒。④谵妄:见于阿托品、乙醇、抗组胺药等中毒。⑤瘫痪:见于一氧化碳、蛇毒等中毒。⑥精神失常:见于一氧化碳、有机溶剂、阿托品、乙醇等中毒。

4. 呼吸系统症状 ①呼出气味:氰化物中毒有苦杏仁味,有机磷杀虫药中毒有大蒜味,苯酚、来苏儿中毒有苯酚味。②呼吸加快:水杨酸类、甲醇等中毒可兴奋呼吸中枢,使呼吸加快。③呼吸减慢:见于催眠药、吗啡等中毒。④肺水肿:见于刺激性气体(如氨气、氯气)、有机磷杀虫药、磷化锌、百草枯等中毒。

5. 循环系统症状 ①心律失常:见于洋地黄、奎尼丁、氨茶碱等中毒。②休克:见于剧烈的吐泻、强酸、强碱、三氧化二砷、巴比妥类药物等中毒。③心搏骤停:见于洋地黄、奎尼丁、吐根碱、窒息性毒物等中毒。④心肌损害:见于吐根碱、锑、砷等中毒。

6. 消化系统症状 ①呕吐、腹泻:所有毒物均可引起呕吐、腹泻,重者可致胃肠穿孔及出血坏死性肠炎。高锰酸钾中毒呕吐物呈红色或紫色,有机磷中毒呕吐物有大蒜味。②口腔炎:腐蚀性毒物如汞蒸气、有机汞化合物可引起口腔黏膜糜烂、齿龈肿胀和出血等。③肝受损:毒蕈、四氯化碳中毒可损坏肝引起黄疸、转氨酶升高、腹水等。

7. 泌尿系统症状 主要是急性肾衰竭。中毒后肾小管受损,出现少尿、无尿,见于3种情况:①肾小管坏死:见于汞、四氯化碳、氨基糖苷类抗生素、毒蕈、蛇毒、鱼胆等中毒。②肾缺血:引起休克的毒物可致肾缺血,见于有机磷杀虫药、毒鼠强等中毒。③肾小管堵塞:砷化氢中毒可引起血管内溶血,游离血红蛋白由尿排出时可堵塞肾小管,磺胺结晶也可堵塞肾小管。

8. 血液系统症状 ①出血:见于阿司匹林、水杨酸类药物、氯霉素、抗癌药等中毒。②白细胞减少和再生障碍性贫血:见于氯霉素、抗癌药、阿司匹林、苯等中毒。③溶血性贫血:见于砷化氢、苯胺、硝基苯等中毒,严重者可发生溶血性黄疸、血红蛋白尿和急性肾衰竭。

9. 发热 见于抗胆碱药、二硝基酚、棉酚等中毒。

常见毒物中毒的临床表现见表8-1。

表 8-1　常见毒物中毒的临床表现

受累系统	临床表现	毒物
皮肤黏膜	灼伤	强酸、强碱、来苏儿
	发绀	麻醉药、有机溶剂、刺激性气体、亚硝酸盐、苯胺、硝基苯
	黄疸	四氯化碳、毒蕈、鱼胆
	出汗	有机磷杀虫药、降糖药、胰岛素
	水疱	普鲁卡因、松节油、水合氯醛
	樱桃红色	一氧化碳、氰化物
眼	瞳孔扩大	阿托品、山莨菪碱、氰化物、肉毒、甲醇、乙醇
	瞳孔缩小	有机磷杀虫药、吗啡、巴比妥类药物
	视神经炎	甲醇
神经系统	昏迷	麻醉药、镇静催眠药、窒息性气体
	惊厥	有机磷杀虫药、毒鼠强、樟脑、异烟肼
	肌纤维颤动	有机磷杀虫药、氨基甲酸酯杀虫药、乙醇
	谵妄	阿托品、乙醇、抗组胺药
	瘫痪	一氧化碳、蛇毒、箭毒
	精神失常	一氧化碳、有机溶剂、阿托品、乙醇
呼吸系统	呼气气味	氰化物为苦杏仁味、有机磷杀虫药为大蒜味、苯酚和来苏儿为苯酚味
	呼吸加快	水杨酸类药物、甲醇、呼吸兴奋药、可卡因
	呼吸减慢	催眠药、吗啡、氰化物
	肺水肿	刺激性气体（如氨气、氯气）、有机磷杀虫药、磷化锌、百草枯
消化系统	肝受损	毒蕈、四氯化碳、磷、氰化物
	口腔炎	汞蒸气、有机汞化合物
循环系统	心律失常	洋地黄、奎尼丁、氨茶碱
	休克	引起剧烈吐泻的中毒、强酸、强碱、三氧化二砷、巴比妥类药物
	心搏骤停	洋地黄、奎尼丁、吐根碱、窒息性毒物
	心肌损害	吐根碱、锑、砷
泌尿系统	肾小管坏死	汞、四氯化碳、氨基糖苷类抗生素、毒蕈、蛇毒、鱼胆
	肾缺血	有机磷杀虫药、毒鼠强
	肾小管堵塞	砷化氢、磺胺结晶、蛇毒
血液系统	出血	阿司匹林、水杨酸类药物、氯霉素、抗癌药
	再生障碍性贫血	氯霉素、抗癌药、阿司匹林、苯
	溶血性贫血	砷化氢、苯胺、硝基苯

（三）辅助检查

1. 毒物鉴定　将残余毒物、呕吐物、洗胃液、尿、粪便、血液等进行毒物分析,尽快明确诊断。

2. 其他检查　根据病情需要做血液生化,血气分析,肝、肾功能,脑脊液,X 线片,心电图,脑电图等检查。

三、救治与护理

（一）救治原则

1. 立即终止接触毒物　毒物由呼吸道侵入时,应立即将患者撤离中毒现场,转移至空气新鲜的地方,保持呼吸道通畅;由皮肤黏膜侵入时,应立即脱去污染衣物,用清水冲洗接触部位的皮肤黏膜 15~30min;毒物溅入眼内时,应立即用清水冲洗,时间不少于 5min,然后滴入抗生素眼药水预防感染。

2. **清除尚未吸收的毒物**

(1)催吐:患者神志清且能合作时,此法简便易行。让患者饮温水 300~500ml,然后用手指或压舌板刺激咽后壁或舌根部诱发呕吐,如此反复进行,直至吐出液澄清无味为止;也可用药物,如吐根糖浆、阿朴吗啡等催吐。

(2)洗胃:服毒后 6h 内均应洗胃。洗胃时应根据中毒物质的不同选择不同的洗胃液(表8-2)。洗胃液的温度为 25~38℃。下列情况即使超过 6h,仍应考虑洗胃:①毒物量大;②胃排空慢(如有机磷杀虫药中毒);③毒物颗粒小,易嵌入黏膜皱襞内(如砷中毒);④酚类或有肠衣的药片。

表 8-2 常用洗胃液的选择

溶液	适应证	禁忌证
温水、生理盐水	原因未明的急性中毒	
1:15 000~1:20 000 高锰酸钾	氰化物、敌敌畏中毒	内吸磷、对硫磷、乐果中毒
2%~4%碳酸氢钠	有机磷杀虫药、苯、汞中毒	敌百虫中毒
镁乳、蛋清水、牛奶	酸性物中毒	强碱物中毒
5%醋酸、白醋、蛋清水、牛奶	碱性物中毒	强酸物中毒
0.5%硫酸铜	磷化锌中毒	鸡蛋、牛奶及其他油类食物中毒
10%活性炭	生物碱中毒	

重点提示

洗胃时要遵循"先出后入、快进快出、出入平衡"的原则,同时要密切观察患者意识、呼吸、生命体征、面色、洗出液颜色与气味等,必要时留取标本送检。

(3)导泻:洗胃后口服或由胃管内注入泻药,清除肠道内毒物。常用泻药有 50%硫酸镁溶液 40~50ml 或 25%硫酸钠溶液 30~60ml,一般不用油类泻药,以免促进脂溶性毒物吸收。由于镁离子吸收过多,对中枢神经系统有抑制作用,故肾功能不全或昏迷患者不用硫酸镁导泻。

(4)灌肠:适用于口服中毒超过 6h、导泻无效及抑制肠蠕动的药物(如巴比妥类、颠茄类、阿片类)中毒者。首次用 1%的肥皂水,以后用生理盐水,进行反复多次灌肠,直至排出液清洁无粪质为止。

3. **促进已吸收毒物的排出**

(1)利尿:很多毒物由肾脏排泄,加速利尿可促进毒物排出。一般使用 5%葡萄糖盐水静脉输液,在输液的基础上给予利尿药,如呋塞米、甘露醇等。通过改变尿 pH 也可促使毒物由尿排出,如用碳酸氢钠碱化尿液可以增加弱酸性化合物(如苯巴比妥、水杨酸类)的排出。

(2)吸氧:一氧化碳中毒时,吸氧可促进碳氧血红蛋白解离,加速一氧化碳排出。

(3)透析疗法:包括腹膜透析、血液透析、血液灌流等方法,对镇静催眠药、抗生素、生物碱等中毒有效。一般在中毒后 12h 内进行效果较好。

(4)血液或血浆置换:将人体内含有毒素或毒物的血液或血浆分离出来弃掉,补充正常的血液或血浆。此法适用于血液透析或血液灌流无效者。

4. 解毒药的应用　解毒药分为特效解毒药和一般解毒药两类。

(1)特效解毒药:①重金属中毒的解毒药。依地酸二钠钙主要用于治疗铅中毒,二巯基丙醇治疗砷、汞、金、锑等中毒,有严重肝病者慎用。②高铁血红蛋白血症的解毒药。亚甲蓝(美蓝)可使高铁血红蛋白还原为正常血红蛋白,用于治疗亚硝酸盐、苯胺、硝基苯等中毒。③氰化物中毒的解毒药。常用亚硝酸钠或硫代硫酸钠解毒。④有机磷杀虫药中毒的解毒药。常用阿托品、解磷定、氯磷定等解毒。

(2)一般解毒药:①保护剂。吞服腐蚀性毒物后,为了保护胃肠黏膜,可服用牛奶、蛋清、米汤、豆浆等。②溶剂。饮入脂溶性毒物,如汽油、煤油等有机溶剂时,可先口服液状石蜡 150~200ml,使其溶解而不被吸收,然后进行洗胃。③吸附剂。活性炭是强有力的吸附剂,为广谱解毒剂,一般用 20~30g 加水 200ml,由胃管注入。④氧化药。高锰酸钾溶液为强氧化剂,用于巴比妥类、阿片类、吗啡等中毒。⑤中和药。吞服强酸时可采用弱碱,如镁乳、氢氧化铝凝胶等;吞服强碱时采用弱酸,如食醋、果汁等。⑥沉淀药。主要作用是与毒物结合,形成沉淀物,使毒性减弱,并延缓其吸收。乳酸钙与氟化物或草酸盐作用,生成氟化钙或草酸钙沉淀。

(二)护理措施

1. 对症护理　心搏骤停者,需立即行心肺复苏术,复苏后应进行心电监护,以便早期发现异常,及时进行处理。昏迷患者要注意保持呼吸道通畅,及时清除呼吸道分泌物。做好皮肤护理,定时翻身,防止压疮发生。惊厥时保护患者防止受伤,应用抗惊厥药物。高热者给予物理降温。尿潴留者诱导排尿,必要时行导尿术,按其护理常规进行护理。

2. 观察病情　密切观察患者神志及生命体征的变化,详细观察并记录出入量,观察呕吐物及排泄物的性状,必要时送检。

3. 休息及饮食　急性中毒者应卧床休息、保暖。急性中毒者常易出现水、电解质失衡,应及时给予补充适量的电解质,防治水、电解质紊乱。病情允许时,应鼓励患者进食,可给予高蛋白、高糖类、富含维生素的无渣饮食;腐蚀性毒物中毒者应早期给予乳类等流质饮食。

4. 口腔护理　吞服腐蚀性毒物者要密切观察口腔黏膜的变化,应特别注意做好口腔护理。

5. 心理护理　对服毒自杀转危为安者应做好心理护理,提供情感上的支持,同时亦应做好家属及其他亲人的工作,以消除患者的后顾之忧;自杀清醒后的患者不可独居一室,室内的锐利器械均需严格保管,以防再次自伤。

6. 健康教育

(1)加强宣传:结合城市、厂矿、居民的实际情况,向群众介绍有关中毒的预防和急救知识。

(2)生活指导:不吃无法辨别有无毒性的蕈类、不明原因死亡的家禽生畜、河豚鱼、新鲜腌制的咸菜、变质韭菜及菠菜、腐烂的白菜等。

(3)毒物管理:严格遵守有关毒物的防护和管理制度,加强毒物保管。

第二节 常见急性中毒的救护

一、有机磷杀虫药中毒与救治护理

> **案例分析**
>
> 患者,女性,29 岁。与丈夫吵架后,自服药液 1 小瓶,并把药瓶打碎扔掉。10min 后出现腹痛、恶心,并呕吐一次,吐出物有大蒜味,逐渐神志不清,急送医院急诊。体检:体温 36.5℃,脉搏 72/min,呼吸 30/min,血压 110/80mmHg。神志不清,呼之不应,口吐泡沫,牙关紧闭,呼出气有大蒜味,瞳孔针尖样,对光反应弱,皮肤湿冷,肌肉颤动,小便失禁,两肺较多哮鸣音和散在湿啰音。实验室检查:血胆碱脂酶活力 20%。
>
> 请分析:1. 该患者发生了什么情况?有何依据?
>
>   2. 目前应采取哪些救护措施?

(一)概述

有机磷杀虫药是一种广泛用于农业、林业的农药,品种达百余种,属有机磷酸酯或硫代磷酸酯类化合物,对人、畜均有毒性。有机磷杀虫药多呈油状或结晶状,有大蒜样臭味,一般难溶于水,易溶于有机溶剂,在酸性环境中较稳定,在碱性环境中易水解失效。

中毒的原因多为在生产和使用过程中防护不当,使其通过皮肤接触和呼吸道吸入而引发中毒。在日常生活中也可因误服了被污染的食品、水、蔬菜及瓜果或为自杀吞服而通过消化道吸收中毒。经皮肤吸收,进展缓慢;经口及呼吸道吸入,进展迅速。

1. **毒物分类** 有机磷杀虫药的毒性按大鼠急性经口 LD50(半数致死量)可分为以下 4 类:

(1)剧毒类:LD50 为<10mg/kg,如甲拌磷(3911)、内吸磷(1059)、对硫磷(1605)。

(2)高毒类:LD50 为 10~100mg/kg,如甲基对硫磷、甲胺磷、氧化乐果、敌敌畏。

(3)中毒类:LD50 为 100~1000mg/kg,如敌百虫、乐果(4049)、乙硫磷。

(4)低毒类:LD50 为 1000~5000mg/kg,如马拉硫磷。

2. **中毒机制**

有机磷杀虫药的中毒机制主要是抑制体内胆碱酯酶的活性。有机磷杀虫药进入人体后与体内胆碱酯酶迅速结合形成磷酰化胆碱酯酶,使胆碱酯酶失去水解乙酰胆碱的能力,导致组织中的乙酰胆碱过量蓄积,引起胆碱能神经先兴奋后抑制的一系列症状。

(二)病情评估

1. **病史** 有口服、喷洒或其他方式的有机磷杀虫药接触史,应了解药物的种类、剂量、中毒时间、中毒经过和途径,如患者身体污染部位或呼出气、呕吐物中闻及有机磷杀虫药所特有的大蒜味更有助于诊断。

2. **临床表现**

(1)毒蕈碱样症状(M 样症状):出现最早,主要是副交感神经末梢兴奋所致,出现平滑肌痉挛和腺体分泌增加。表现为恶心、呕吐、腹痛、腹泻、多汗、流涎、流泪、瞳孔缩小、心率减慢、支气管痉挛、呼吸困难、肺水肿、大小便失禁等。

（2）烟碱样症状（N 样症状）：乙酰胆碱在横纹肌神经肌肉接头处过度蓄积和刺激，使面、眼睑、舌、四肢和全身横纹肌发生肌纤维颤动，甚至全身肌肉发生强直性痉挛。表现为肌束颤动、牙关紧闭、抽搐、全身紧束感，随后发生肌力减退和瘫痪，重者呼吸肌麻痹。

（3）中枢神经系统症状：主要表现为头痛、头晕、失眠、共济失调、烦躁不安、意识模糊、谵妄、抽搐及昏迷。严重时可发生呼吸衰竭或脑水肿而死亡。

（4）迟发性神经症：急性重度中毒的患者经抢救好转后，经 4~45d 潜伏期又突然出现四肢麻木无力、感觉减退、双下肢麻痹、四肢肌肉萎缩等神经系统症状。有的患者可出现癔症样发作或精神失常。

（5）中间综合征：在急性中毒症状缓解后迟发性神经精神症状发病前，一般在急性中毒后24~96h 突然病情加重，称"中间综合征"。其表现为以肌肉麻痹为主的病变，出现上眼睑下垂、眼外展障碍、肢体软弱无力，重者呼吸肌麻痹、呼吸衰竭而死亡。

（6）局部损害：与皮肤接触后引起过敏性皮炎，接触眼部引起结膜充血和瞳孔缩小。

3. 中毒程度　①轻度中毒：头晕、头痛、恶心、呕吐、多汗、胸闷、视物模糊、无力、瞳孔缩小，血胆碱酯酶活力为 50%~70%。②中度中毒：除上述症状外，还有肌纤维颤动、瞳孔明显缩小、轻度呼吸困难、流涎、腹痛、腹泻、意识清楚或模糊，血胆碱酯酶活力为 30%~50%。③重度中毒：除上述症状外，并出现昏迷、肺水肿、呼吸麻痹、大小便失禁、脑水肿，血胆碱酯酶活力为30%以下。

4. 辅助检查

（1）全血胆碱酯酶（CHE）活力测定：是诊断中毒程度的重要指标，全血胆碱酯酶的活力低于 70%时可以确定诊断。

（2）尿中有机磷分解产物测定：敌百虫中毒时尿中出现三氯乙醇，对硫磷和甲基对硫磷中毒时尿中出现硝基酚，有助于有机磷杀虫药中毒的诊断。

重点提示

急性有机磷中毒可根据有机磷毒物接触史，结合呼出气有大蒜臭味、瞳孔针尖样缩小、大汗淋漓、腺体分泌增加、肌纤维颤动和意识障碍等表现，一般可做出诊断，如有 CHE 活力降低，更可确诊。但早期、轻度中毒患者，CHE 活力可不降低。

（三）救治与护理

1. 现场急救　迅速将患者脱离中毒现场，立即脱去被污染的衣服、鞋帽等。用大量肥皂水（敌百虫中毒者禁用）彻底清洗被污染的头发、皮肤和指甲，然后用微温水冲洗干净。眼部污染可用生理盐水彻底冲洗至少 10min，洗后滴入 1%阿托品 1~2 滴。口服中毒者应尽早催吐及洗胃。用清水或 1∶5000 高锰酸钾溶液（对硫磷、内吸磷、乐果中毒者禁用）或 2%碳酸氢钠（敌百虫中毒者禁用）溶液彻底洗胃，直至洗出液澄清无味为止，然后用硫酸钠导泻。如患者处于清醒状态可用温水让患者进行大量饮服，轻轻刺激其舌根部引起呕吐，如此反复进行，直至吐出液澄清无味为止。

2. 解毒药的使用

（1）胆碱酯酶复能药：常用的药物有解磷定、氯磷定、双复磷、双解磷。胆碱酯酶复能药对已老化的胆碱酯酶无复活作用。急性中毒者超过 72h,磷酰化胆碱酯酶则已老化。

(2)抗胆碱药:阿托品能阻断乙酰胆碱对副交感神经和中枢神经系统的 M 受体作用,对缓解毒蕈碱样症状和呼吸中枢抑制有效。其应用原则为早期、足量、反复给药直至阿托品化。阿托品化的临床表现:瞳孔较前扩大、颜面潮红、口干、皮肤干燥、心率增快、肺内湿啰音消失。此时应减少阿托品剂量,不可突然停药,以防病情反复。如用药过程中出现瞳孔扩大、烦躁不安、神志模糊、昏迷、抽搐和尿潴留等,提示出现阿托品中毒,应停用阿托品,必要时遵医嘱给予毛果芸香碱解毒或补液促进排泄。

重点提示

胆碱酯酶复能药和抗胆碱药联合应用,是有机磷杀虫药中毒最理想的治疗方法。应用阿托品要达到阿托品化的程度,但要避免出现阿托品中毒。

3. 对症治疗 有机磷杀虫药中毒主要死因为呼吸衰竭,对症治疗以维持正常呼吸功能为重点,如保持呼吸道通畅、吸氧、应用人工呼吸器等,肺水肿用阿托品,脑水肿用脱水剂,休克予扩容、抗休克等。

4. 护理措施

(1)对症护理:①救治急性中毒患者时应尽快采集剩余毒物、食物,各种标本,如呕吐物、涎液、胃内容物、血液、尿、粪及其他可疑物品、容器等送检。②中毒早期,呼吸道有大量分泌物且常伴有肺水肿,因呼吸肌麻痹或呼吸中枢受抑制导致呼吸衰竭,故应保持呼吸道通畅、维持呼吸功能,及时有效地吸痰,吸痰时要每次更换吸痰管,避免感染。

(2)病情观察:①密切观察阿托品的药物反应,有无阿托品化和阿托品中毒的表现。②洗胃后若保留胃管,注意洗出液体有无蒜臭味,以决定胃管保留时间;喷洒农药中毒者注意指甲缝隙、头发是否清洗干净,否则可引起病情反复。③病情较重者可因解毒药用量不足或毒物继续吸收而在病情好转后 3~5d 再度复发,出现昏迷、肺水肿、呼吸停止、心室颤动而死亡,称"反跳"现象,故对病情好转的患者,仍要密切观察呼吸、心率、血压、瞳孔及肺部啰音的变化,观察3~5d,如有"反跳"现象,立即抢救。

(3)口腔护理:由于阿托品的使用,患者唾液分泌减少,常有口干,加上胃管或气管插管的插入,使口腔及咽喉部黏膜损伤,极易发生感染,故应做好口腔护理,每日 1~2 次,以消除口腔异味,使患者感到舒适,达到预防口腔感染的目的。口唇干裂者涂液状石蜡或甘油保护。

(4)饮食护理:中、重度中毒患者一般需禁食 3~5d,待病情稳定、意识清醒后可口服蛋清水以保护胃黏膜。昏迷患者 3~5d 后应鼻饲饮食。

(5)心理护理:根据患者不同的心理特点给予心理指导。如为自杀所致,护理人员应为患者提供情感上的帮助,并做好家属的思想工作,消除患者自杀的念头,正确对待人生,提高其心理应激能力。

(6)健康教育:生产和喷洒有机磷杀虫药应严格执行操作规程,做好个人防护,普及防护知识;长期接触有机磷杀虫药者,应定期体检,并测定全血胆碱酯酶活力;中毒患者抢救好转后急于出院时,应告之其家属如有病情复发,立即送往医院治疗;患者出院时应向家属交代患者需在家中休息 2~3 周,按时服药不可单独外出,以防发生迟发性神经症。

二、急性一氧化碳中毒与救治护理

> **案例分析**
>
> 　　患者,男性,22 岁。早晨家人发现患者未起床,呼之不应,紧急呼叫 120 急救。急救人员在现场发现患者房间内使用煤炉,能闻到煤烟味,立即将患者转送到医院救治。入院后查体:体温 38.2℃,脉搏 92/min,呼吸 24/min,血压 110/70mmHg,神志不清,呼之不应,口唇黏膜呈樱桃红色,瞳孔对光反应迟钝,双肺呼吸音粗,脑膜刺激征(-),病理征(-)。
> 　　请分析:1. 在患者家中现场,急救人员应采取什么救护措施?
> 　　　　　2. 入院后,接诊护士应采取什么护理措施?

(一) 概述

一氧化碳(CO)是含碳物质燃烧不完全所产生的一种无色、无味、无刺激性的气体,质量密度为 0.967。当空气中一氧化碳浓度达 12.5% 时,有爆炸的危险。吸入过量的一氧化碳可发生急性中毒,又称煤气中毒。

1. 病因

(1)工业中毒:煤气发生炉中含一氧化碳 30%~35%,水煤气中含 30%~40%,炼钢、炼焦、烧窑等工业生产中,由于炉门关闭不严或管道泄漏及煤矿瓦斯爆炸等都有大量一氧化碳产生。

(2)日常生活中毒:每天吸烟 20 支,可使血液碳氧血红蛋白浓度升至 5%~6%;家用煤炉产生的气体中一氧化碳含量高达 6%~30%,若室内门窗紧闭,火炉无烟囱或烟囱堵塞、漏气、倒风以及在通风不良的浴室内使用燃气热水器沐浴都可发生中毒;失火现场空气中一氧化碳浓度可达 10%,也可发生中毒;利用煤气自杀或他杀等。

2. 中毒机制　一氧化碳被吸入人体后,85% 与血液中的血红蛋白结合,形成稳定的碳氧血红蛋白,一氧化碳与血红蛋白的亲和力比氧与血红蛋白的亲和力大 240 倍,而碳氧血红蛋白的解离度为氧合血红蛋白的 1/3600。吸入较低浓度的一氧化碳即可产生大量碳氧血红蛋白,使血红蛋白的携氧功能发生障碍,引起组织缺氧,脑组织对缺氧最敏感,严重者会出现脑细胞水肿。

(二) 病情评估

1. 病史　有一氧化碳接触史,了解中毒时患者所处的环境、停留的时间等。

2. 临床表现

(1)轻度中毒:患者出现头痛、头晕、乏力、恶心、呕吐、嗜睡、意识模糊等症状。如能迅速离开现场,吸入新鲜空气,症状可较快消失。

(2)中度中毒:除上述症状外,还出现面色潮红、口唇呈樱桃红色、脉快、多汗、神志不清、谵妄、昏迷。经积极治疗可恢复且无明显并发症。

(3)重度中毒:患者出现深昏迷,各种反射消失,可呈去大脑皮质状态,有心肌损害、肺水肿、上消化道出血、脑水肿、呼吸衰竭、急性肾衰竭等。经抢救存活者可留有神经系统后遗症。

(4)迟发性脑病:部分急性一氧化碳中毒患者于昏迷苏醒后,意识恢复正常,但经 2~60d 的“假愈期”后,可发生迟发性脑病。出现下列表现之一:①精神意识障碍。呈痴呆、谵妄或去大脑皮质状态。②锥体外系神经障碍。出现震颤麻痹综合征,少数患者可出现舞蹈症。③锥体系神经损害。表现为一侧或两侧的轻度偏瘫,上肢屈曲强直,腱反射亢进,病理反射阳性或大小便失禁等。④大脑皮质局灶性功能障碍。如失语、失明或出现继发性癫痫。

3. 辅助检查

(1)血液碳氧血红蛋白测定:碳氧血红蛋白的测定是诊断一氧化碳中毒的特异性指标,正常人碳氧血红蛋白浓度低于 10%。轻度中毒为 10%~20%;中度中毒为 30%~40%;重度中毒为 50% 以上。

(2)脑电图检查:可见弥漫性低幅慢波。

(3)头部 CT 检查:脑水肿时可见病理性密度减低区。

> **重点提示**
>
> 一氧化碳中毒最重要的实验室检查是碳氧血红蛋白的测定。

(三)救治与护理

1. 现场急救 迅速将患者移至空气新鲜处,解开领口、裤带,保持呼吸道通畅,注意保暖。

2. 纠正缺氧 氧疗是治疗一氧化碳中毒最有效的方法,可加速碳氧血红蛋白解离,增加一氧化碳的排出。吸入新鲜空气时,一氧化碳由碳氧血红蛋白释放排出半量约需 4h,吸入纯氧可缩短至 30~40min,吸入 3 个大气压的纯氧可缩短至 20min。因此,高压氧治疗是严重一氧化碳中毒者最好的给氧方式,对急性一氧化碳中毒有特效,而且可减少或防止迟发性脑病的发生。高压氧疗宜早期应用,最好在中毒后 4h 内进行,轻度中毒治疗 5~7 次,中度中毒治疗 10~20 次,重度中毒治疗 20~30 次。无高压氧舱条件者可经鼻导管给予高浓度吸氧,流量为 8~10L/min,以后根据具体情况采用持续低浓度吸氧,清醒后转为间歇吸氧。

> **重点提示**
>
> 高压氧疗能加速碳氧血红蛋白解离,促使一氧化碳排出,使血红蛋白恢复携氧功能,提高血氧分压,增加血氧含量。一氧化碳中毒患者在 3 个大气压的高压氧舱内给予纯氧吸入,效果最好。

3. 对症支持治疗 ①防治脑水肿:严重中毒后,脑水肿可在 24~48h 发展至高峰。目前最常用的是脱水疗法,即用 20% 甘露醇,快速静脉滴注。②降低脑代谢:高热、抽搐者应以头部物理降温为主或用冬眠疗法降温,保持肛温在 32~34℃。如有频繁抽搐者首选地西泮 10~20mg 静脉注射。③促进脑细胞功能恢复:促进脑细胞代谢应用能量合剂,如辅酶 A、ATP、细胞色素 C 等。

4. 护理措施

(1)对症护理:昏迷患者要防止舌后坠,取去枕仰卧位,头偏向一侧,注意保持呼吸道通畅,及时用吸引器吸出呼吸道分泌物;牙关紧闭、抽搐的患者,可用牙垫或用压舌板裹上数层纱布放于上、下磨牙之间,以免咬伤舌,必要时可使用保护具,防治自伤或坠伤。

(2)病情观察:①生命体征:重点观察呼吸和体温。②液体出入量:记录出入液体量及输液滴速等,防止脑水肿、肺水肿及电解质紊乱的发生。③神经系统表现:观察神志、瞳孔大小等,有无清醒后再度昏迷、急性痴呆性木僵、偏瘫、失语等,防治迟发性脑病。

(3)基础护理:每日口腔护理 2~3 次;保持患者的皮肤清洁卫生,定时翻身拍背,以防压疮和肺部感染。

(4)心理护理:轻度中毒患者可不留后遗症,重度或延缓治疗者可留有严重神经系统后遗症,对意识清醒者要做好心理护理,护理人员应有高度同情心,安慰患者,增强患者治疗信心,配合功能锻炼。

(5)健康教育:本病预防最重要,居室内火炉应安装烟囱且结构要严密,室内通风良好,煤气炉和管道要经常检修以防漏气。加强工矿车间空气中一氧化碳浓度的监测和报警,我国规定车间空气中一氧化碳最高允许浓度为 30mg/m³。工人进入一氧化碳浓度高的环境中工作,要戴好防毒面具,系好安全带,两人同时工作,以便监护和自救。一氧化碳中毒患者清醒后仍要休息 2 周,向患者及其家属解释可能发生迟发性脑病及其病因,使其主动配合。

三、乙醇中毒与救治护理

> ✚ **案例分析**
>
> 　患者,男性,34 岁。与朋友聚餐时饮白酒约 500ml。患者先表现为兴奋、多语、情绪不稳、喜怒无常、言语含糊、步态不稳、恶心、呕吐,后突然昏倒在地,呼之不应,送入急诊。体检:体温 35.6℃,脉搏 112/min,呼吸 12/min,血压 90/60mmHg。神志不清,面色苍白,皮肤湿冷,口唇微绀,瞳孔散大,两肺呼吸音粗,心电图无异常。实验室检查血乙醇浓度 2300mg/L。
>
> 　请分析:1. 如果你是一名急诊科护士,应如何救护此患者?
>
> 　　　　　2. 患者如果昏迷严重,应根据医嘱使用哪种药物使患者快速清醒?

(一)概述

乙醇,又称酒精,是无色、易燃、易挥发的液体,具有醇香气味,能与水或其他有机溶剂混溶。各种酒类饮料中均含有不同浓度的乙醇,其中白酒中含量最高。一次饮入过量酒精或酒类饮料引起的中枢神经系统先兴奋继而抑制的状态称急性乙醇中毒或急性酒精中毒,俗称醉酒。大多数成人致死量为纯乙醇 250~500ml。

1. 病因　急性中毒主要是因过量饮酒所致。

2. 中毒机制　乙醇具有脂溶性,可透过大脑神经细胞膜并作用于细胞膜上的某些酶,影响细胞功能。乙醇对中枢神经系统的作用与剂量的大小有关,小剂量可产生兴奋效应,随着剂量增加,可依次抑制小脑、网状结构和延髓,引起共济失调、昏睡、昏迷、呼吸或循环衰竭。

(二)病情评估

1. 病史　中毒前有大量饮酒史,了解饮酒的时间、种类、量、是否经常饮酒。

2. 临床表现　急性乙醇中毒临床表现与饮酒量及个人耐受性有关,分为三期:

(1)兴奋期:表现为头晕、乏力、兴奋、多语、有欣快感、情绪不稳、喜怒无常,可有粗鲁行为或攻击行为,颜面潮红或苍白,也可沉默不语或入睡,血乙醇浓度>500mg/L。

(2)共济失调期:表现为言语含糊不清、眼球震颤、视物模糊、复视、肌肉运动不协调,行动笨拙、步态不稳,恶心、呕吐、嗜睡等,血乙醇浓度>1500mg/L。

(3)昏迷期:表现为昏睡、颜面苍白、皮肤湿冷、瞳孔散大、口唇微绀、体温降低、心率快、血压下降、呼吸慢而有鼾声,严重者可发生呼吸、循环衰竭而危及生命。也可因咽部反射减弱,饱餐后呕吐,导致吸入性肺炎或窒息而死亡。此期血乙醇浓度>2500mg/L。乙醇可抑制糖原异生,并使肝糖原明显下降,可引起低血糖,加重昏迷。

3. 辅助检查

(1)实验室检查:血乙醇浓度升高,血液检查发现低血糖、低钙血症、低钾血症、低镁血症及轻度代谢性酸中毒。

(2)心电图检查:心电图可见心律失常和心肌损害表现。

(三)救治与护理

1. 对症处理　一般轻症患者无需特殊处理,嘱患者卧床休息,注意保暖,可自行恢复。行动不稳者应限制其活动,以免摔伤或撞伤。对烦躁不安或过度兴奋者,可用小剂量地西泮,禁用吗啡、氯丙嗪及苯巴比妥类镇静药。

2. 清除毒物　清醒者,应迅速刺激咽部催吐。由于乙醇吸收较快,一般洗胃意义不大,中毒时间较短者,可用胃管将胃内容物抽出,用生理盐水或1%碳酸氢钠谨慎洗胃,剧烈呕吐者不必洗胃。对严重昏迷、呼吸抑制、伴有酸中毒或同时服用其他可疑药物者,应及早行透析治疗。

3. 保护大脑功能　昏迷或昏睡患者应用纳洛酮0.4~0.8mg缓慢静脉注射,必要时20min重复1次,有助于缩短昏迷时间,使患者快速清醒。

> **重点提示**
>
> 　　纳洛酮通过对内啡肽的拮抗而发挥兴奋中枢神经、兴奋呼吸、抑制中枢迷走神经、升高血压的作用。还能改善大脑皮质氧的供应,保护脑功能,使醉酒昏迷患者快速清醒。

4. 促进乙醇氧化代谢　10%葡萄糖溶液500~1000ml加入维生素C、胰岛素静脉滴注或50%葡萄糖溶液100ml静脉注射,肌内注射维生素B_1、维生素B_6各100mg,以加速乙醇在体内氧化代谢。

5. 护理措施

(1)对症护理:①昏迷患者取仰卧位,头偏向一侧,保暖,避免受凉,注意保持呼吸道通畅,出现呼吸困难,给予氧气吸入,必要时配合给予气管插管、机械通气;②血压下降者注意维持循环功能,给予心电监护;③烦躁不安者应加强巡视,使用床档,必要时给予适当的保护性约束,防止发生意外。

(2)病情观察:观察患者意识状态、瞳孔及生命体征的变化以及尿量、呕吐物性状,并做好记录。

(3)健康教育:①开展酗酒危害的健康教育,不饮用散装、标签标注不全的酒类;②早期发现嗜酒者、乙醇成瘾者,早期戒酒,进行相关并发症的治疗和康复治疗。

四、镇静催眠药中毒与救治护理

> **案例分析**
>
> 　　患者,女性,24岁。因失恋在家中痛哭,后安静入睡6h,家人呼之不应,发现房内有1个地西泮空药瓶,怀疑患者服药自杀,急送医院。查体:体温36.1℃,脉搏72/min,呼吸10/min,血压95/65mmHg。意识不清,呼之不应,呼吸浅慢,瞳孔对光反应正常,两肺呼吸音弱,心电图无异常。
>
> 　　请分析:1. 该患者是否需要洗胃?
>
> 　　　　　　2. 针对患者的病情应采取什么救护措施?

(一)概述

　　镇静催眠药是中枢神经系统抑制药,具有镇静和催眠作用,小剂量时可使人处于安静或嗜睡状态,如果服用过量可导致中毒而出现中枢神经系统抑制症状,表现为昏迷、呼吸抑制和休克。

　　1. 病因　过量服用是镇静催眠药中毒的主要病因。

　　2. 中毒机制

　　(1)苯二氮䓬类:苯二氮䓬类药物与苯二氮䓬受体结合后,可加强 γ-氨基丁酸(GABA)与GABA受体结合的亲和力,使与GABA受体偶联的氯离子通道开放,增强GABA对突触后的抑制功能。主要选择性作用于边缘系统,影响情绪和记忆力。

　　(2)巴比妥类:巴比妥与苯二氮䓬类作用机制相似,但两者的作用部位不同。巴比妥类主要作用于网状结构上行激动系统而引起意识障碍。巴比妥类的药理学作用与剂量有关。短效类的中毒剂量为3~6g,长效类的中毒剂量为6~10g。摄入10倍以上催眠药剂量时,可抑制呼吸而致死。

　　(3)其他类:对中枢神经系统的作用机制与巴比妥类药物相似。

(二)病情评估

　　1. 病史　有应用镇静催眠药史,了解用药种类、剂量及服用时间、用药前后是否有饮酒或情绪波动等。

　　2. 临床表现

　　(1)巴比妥类中毒:常用药物有苯巴比妥、异戊巴比妥、司可巴比妥、硫喷妥钠等。①轻度中毒,表现为嗜睡或意识障碍,言语不清,有判断力和定向力障碍,步态不稳,眼球震颤,视物模糊。各种反射存在,体温、脉搏、呼吸、血压一般正常。②中度中毒,表现为昏睡或浅昏迷,腱反射消失,呼吸浅而慢,血压仍可正常,角膜反射、咽反射仍存在。③重度中毒,表现为进行性中枢神经系统抑制,由嗜睡到深昏迷。呼吸浅慢不规则,或呈潮式呼吸,血压下降甚至休克,体温下降,胃肠蠕动减慢,肌张力下降,各种反射消失。可并发肺炎、肺水肿、脑水肿、急性肾衰竭而威胁生命。

　　(2)苯二氮䓬类中毒:常用药物有地西泮、氯氮䓬、氟西泮、奥沙西泮等。中枢神经系统抑制较轻,主要症状为嗜睡、头晕、言语含糊不清、意识模糊、共济失调。如同时服用了其他镇静催眠药或饮酒等,可有长时间深度昏迷和呼吸抑制等。

(3)吩噻嗪类中毒:嗜睡、昏迷一般不深。有锥体外系征,如肌肉紧张、喉痉挛。自主神经系统症状,低血压、体克、心律失常。

(4)其他镇静催眠药中毒:①水合氯醛中毒:可有心、肝、肾损害,心律失常,局部刺激症状,口服时胃部有烧灼感。②格鲁米特中毒:意识障碍有周期性波动,有抗胆碱能神经症状,如瞳孔散大等。③甲喹酮中毒:可有明显的呼吸抑制,出现锥体束征,如腱反射亢进、肌张力增强、抽搐等。④甲丙氨酯中毒:常有血压下降。

(5)慢性中毒及戒断综合征:长期服用过量镇静催眠药的患者可发生慢性中毒,表现为上述轻度中毒症状,同时可有记忆力减退,学习、工作能力下降,情绪低落等精神心理变化。在大量服药超过两个月而突然停药或减药 2~7d 后,可出现戒断综合征。轻者表现为头痛、失眠、焦虑、乏力、厌食、肌肉震颤等;重者表现为惊厥,甚至呈癫痫状态,有时出现幻觉、妄想、定向力丧失、谵妄等。

3. 辅助检查

(1)胃液、血液、尿液中药物浓度测定:有助于明确病因。

(2)血液生化检查:检查肝功能、肾功能等。

(3)动脉血气分析:了解呼吸抑制所导致的缺氧和酸中毒情况。

(三)救治与护理

1. 迅速清除毒物　①催吐、洗胃、导泻:清醒者可先催吐。洗胃可选用温清水或 1:5000 高锰酸钾溶液,服药量大者超过 6h 仍需洗胃,洗胃后灌入硫酸钠导泻。②应用吸附剂:药用炭对吸附各种镇静催眠药均有效,首次剂量 1~2g/kg,在洗胃后由胃管灌入,2~4h 后可重复使用,直至症状改善。③碱化尿液、利尿:以减少毒物在肾小管中的重吸收,可使长效巴比妥类镇静催眠药的肾排泄量提高 5~9 倍。对吩噻嗪类中毒无效。④血液透析、血液灌流:服药剂量大,症状严重者可考虑应用,对苯巴比妥和吩噻嗪类药物中毒有效,对苯二氮䓬类中毒无效。

重点提示

镇静催眠药中毒不能使用硫酸镁导泻,因硫酸镁对心血管和神经系统有抑制作用,会加重镇静催眠药的中毒。

---

2. 使用特效解毒药　氟马西尼是苯二氮䓬类的特异性拮抗药,该药能通过竞争抑制苯二氮䓬受体而阻断苯二氮䓬类的中枢神经抑制作用,但无法改善遗忘症状。巴比妥类及吩噻嗪类中毒目前尚无特效解毒药。

3. 对症治疗　①昏迷、意识障碍者可给予葡萄糖、维生素 B_1 和纳洛酮以促进意识恢复,纳洛酮 0.4~0.8mg 静脉注射,可根据病情间隔 15min 重复一次。②血压下降者输液补充血容量,若无效,可考虑给予血管活性药物以维持正常血压。③深昏迷患者应酌情予气管插管、呼吸机辅助通气以保持呼吸道通畅。

4. 护理措施

(1)对症护理:昏迷患者应注意保持呼吸道通畅,及时吸出痰液,并给予持续氧气吸入,仰卧位时头偏向一侧,可防止呕吐物或痰液阻塞气道;气管插管或气管切开者要预防感染;血压下降者予心电血压监护,并尽快建立静脉通路,遵医嘱用药。

（2）病情观察：①意识状态：观察患者意识、瞳孔大小、对光反应、角膜反射等情况。②生命体征：监测生命体征，若瞳孔散大、血压下降、呼吸变浅或不规则，常提示病情恶化，应及时向医师报告，采取紧急处理措施。③观察用药情况：密切观察药物作用、不良反应及患者的反应，监测脏器功能变比，尽早防治各种并发症和脏器功能衰竭。

（3）饮食护理：昏迷时间超过 3~5d，患者营养不易维持者，应鼻饲补充营养及水分，给予高热量、高蛋白、少刺激的流质饮食。

（4）心理护理：对服药自杀患者，不宜让其单独留在病房内，以防止其再度自杀。应与患者交流，了解其心理状态和心理需求，帮助其正确认识人生，更快回归社会和家庭。

（5）健康教育：加强镇静催眠药的使用管理，特别是对情绪不稳定或精神不正常者，应慎重用药。向失眠者宣教导致睡眠紊乱的原因及避免失眠的常识，要防止形成药物依赖。对长期服用大量镇静催眠药的患者，包括长期服用苯巴比妥的癫痫患者，告知其不能突然停药，应逐渐减量后停药。

五、灭鼠药中毒与救治护理

案例分析

患儿，男，4 岁。误食拌有鼠药的毒饵瓜子仁 30min 后，出现腹痛、恶心、呕吐等不适，呕吐物为暗灰色，有大蒜臭味，后突然抽搐、呼之不应，急送医院。查体：体温 36.1℃，脉搏 72/min，呼吸 10/min，血压 95/65mmHg。神志不清，瞳孔无异常，时有抽搐，呼吸音弱，心电图无异常。尿液检查发现有红细胞、蛋白、管型。

请分析：1. 该患儿属于哪种灭鼠药中毒？应采取什么洗胃液洗胃？

2. 应采用什么护理措施？

（一）概述

灭鼠药常分为两大类：①速效灭鼠药（单剂量灭鼠药）：如磷化锌、氟乙酸钠等。②迟效灭鼠药（多剂量灭鼠药）：如敌鼠钠盐、灭鼠灵、杀鼠醚等。速效灭鼠药毒性强，作用快，对人、畜危害大，一次投药杀鼠效果强，但鼠类食后易产生拒食性；迟效灭鼠药中毒作用慢，对人、畜危害小，鼠类需多次进食，在体内达到一定浓度时才能发生作用，但鼠不易对此类药产生拒食性。

1. 病因　多见于幼儿误食或自杀等。目前常发生的灭鼠药中毒多由磷化锌、氟乙酸钠和敌鼠钠盐等引起。

2. 中毒机制

（1）磷化锌：磷化锌是黑色粉末，有类似大蒜的气味，毒杀力强，残效期长，野外日光曝晒下可保持毒效达数十天之久。口服后与胃酸反应生成氯化锌和磷化氢，前者引起胃黏膜腐蚀性损害，后者被消化道吸收，进而分布在肝、心、肾以及横纹肌等组织，引起所在组织的细胞发生变性、坏死。

（2）氟乙酸钠：毒性极强、毒力稳定，野外残效期可达 1 个月。在人体内生成氟枸橼酸，阻断了三羧酸循环，致使枸橼酸累积、丙酮酸代谢受阻，妨碍了正常的氧化磷酸化代谢，造成神经系统和心血管系统的中毒症状。

（3）敌鼠钠盐：低毒高效抗凝血杀鼠药，性质稳定，可溶于乙醇和热水，作用缓慢。可干扰肝利用维生素 K,影响凝血酶原和凝血因子的合成,影响机体凝血功能,使凝血时间延长,也可直接损伤毛细血管壁,使其通透性和脆性增加,容易破裂出血,引起内脏和皮下出血。

(二)病情评估

1. 病史　有口服灭鼠药或接触灭鼠药毒饵的病史,应了解毒物种类、剂量和中毒时间。

2. 临床表现

(1)磷化锌中毒:误服后在 48h 内发病,起初上腹不适,胃有烧灼感、口渴、恶心、呕吐,呕吐物为暗灰色,有大蒜臭味,腹痛腹泻。后逐渐出现烦躁、血压下降、全身麻木、头晕,重者抽搐、意识模糊或昏迷,甚至心肌、肝损害,呼吸麻痹而死亡。

重点提示

磷化锌中毒呕吐物的大蒜臭味要与有机磷农药中毒的临床表现相鉴别。

(2)氟乙酸钠中毒:一般服药后 30min~2h 即发病,也可延长到 15h 后发病,表现分为:①神经型:轻者头晕、乏力、烦躁、肢体麻木,重者全身抽搐、昏迷、呼吸抑制、肺水肿等。②心脏型:主要表现为血压下降、心律失常、心力衰竭。此外,口服中毒还有恶心、呕吐、上腹疼痛和烧灼感等。

(3)敌鼠钠盐中毒:多于误食数天后出现中毒症状,也有食后即出现恶心、呕吐、食欲缺乏,继之出现鼻出血、齿龈出血、皮肤紫斑、咯血、便血、尿血等不同程度的出血。除此以外,还有头痛、头晕、恶心、呕吐、心悸、乏力、低热、关节肿痛等症状。

3. 辅助检查

(1)磷化锌中毒:可有血尿、蛋白尿、管型尿。

(2)氟乙酸钠中毒:血氟含量增高,血中枸橼酸量增高。

(3)敌鼠钠盐中毒:可见红细胞、白细胞减少,凝血时间及凝血酶原时间延长。

(三)救治与护理

1. 立即清除毒物　口服中毒者,立即催吐、洗胃、导泻。①磷化锌中毒:先用 0.2% 硫酸铜溶液反复洗胃,使磷变为不溶性黑色磷化铜,再用 1∶5000 高锰酸钾溶液彻底洗胃,直至洗出液无蒜臭味澄清时为止,使残留的磷化锌氧化为磷酸盐而失去毒性,再经胃管注入活性炭,最后注入硫酸钠 20~40g 导泻,禁用硫酸镁或蓖麻油导泻。②氟乙酸钠中毒:洗胃液可选 1∶5000 高锰酸钾或 0.5%~2% 氯化钙溶液。洗胃后给予氢氧化铝凝胶或蛋清液保护消化道黏膜。③敌鼠钠盐中毒:选用 1∶5000 的高锰酸钾,洗胃后注入活性炭悬浮液吸附毒物,并用硫酸钠导泻。

2. 使用特异性解毒药　乙酰胺是氟乙酸的特效解毒药,乙酰胺 2.5~5.0g 肌内注射,2~4次/d,一般用药 5~7d。维生素 K_1 是敌鼠钠盐的特效对抗药,轻度中毒者,维生素 K 10~20mg 肌内注射或静脉滴注,3~4 次/d;严重中毒者,10~20mg 静脉注射之后,再用 60~80mg 加入5%~10% 葡萄糖液中静脉滴注,日用总量可达 300mg。出血现象好转后逐渐减量,待凝血酶原时间恢复正常,出血停止后方可停药。

3. 对症治疗　维持水、电解质及酸碱平衡,制止抽搐,防治肺水肿、脑水肿、感染及心、肝、肾功能障碍,呼吸困难者,给予吸氧和氨茶碱。敌鼠钠盐中毒引起出血严重、血红蛋白过低者可输新鲜全血,补充凝血因子,也可给予氢化可的松或地塞米松。及时处理脑出血、蛛网膜下腔出血、窒息等,保护肝、肾功能。

4. 护理措施

(1)对症护理:口服中毒者,应立即催吐、洗胃以排出毒物,洗胃要彻底。昏迷患者要保持呼吸道通畅,头偏向一侧,及时清除口鼻及气道分泌物,定时翻身拍背,预防压疮;气管插管或切开者,按其常规护理;留置尿管者要注意预防泌尿道的感染。

(2)病情观察:密切观察生命体征、神志、尿量、皮肤色泽及温度、有无异常出血等,严密监测脏器功能、电解质水平及有无循环衰竭早期症状出现。

(3)饮食护理:根据病情先禁食,再逐渐进流质、半流质、普通饮食等,食物应清淡、温凉、少量多餐,以免胃部不适。磷化锌中毒时,应禁食油类食物及牛奶、鸡蛋、肥肉等含脂肪较多的食物,以防磷溶解后,加剧中毒。

(4)心理护理:了解患者的心理状态,尤其对服毒自杀者,根据患者不同的心理特点给予心理指导,提供情感上的帮助,并做好家属的思想工作,消除患者自杀的念头,正确对待人生,提高其心理应激能力。

(5)健康教育:向患者及家属讲解灭鼠药中毒的预防,尽量用高效低毒的灭鼠药,不使用剧毒灭鼠药。在用毒饵灭鼠时,毒饵要放在合适安全的地方。灭鼠药中毒而死的鼠要深埋,以免其他动物食后再次引起中毒。

第三节　中　暑

🏥　**案例分析**

患者,男性,26 岁。在烈日下劳动 3h 后感觉胸闷、心慌、头晕、头痛、眼花,随后呕吐、烦躁、意识模糊急诊入院。查体:体温 41.2℃(肛温),脉搏 124/min,呼吸 26/min,血压 115/75mmHg,心律齐。意识模糊,瞳孔无异常,颈软,面色发红,皮肤无汗,心电图无异常。

请分析:1. 该患者发生了什么情况?

2. 如何对患者进行紧急救护?可采取哪些降温措施?

中暑是指在高温环境下或受到烈日暴晒引起的体温调节中枢功能障碍,汗腺功能衰竭和水、电解质代谢紊乱所致的急性疾病。表现为高热、皮肤干燥、无汗及意识丧失或惊厥等。

一、病因和发病机制

(一)病因

高温环境是致病的主要原因。空气温度升高(>35℃),长时间工作或强体力劳动又无防暑降温措施时,极易发生中暑。诱发中暑的因素有:①环境温度过高。②产热增加,如重体力劳动、发热、甲状腺功能亢进症等。③散热障碍,如湿度大、过度肥胖、衣服不透气等。④伴有基础疾病、慢性病,如心血管疾病、下丘脑病变、糖尿病等。⑤汗腺功能障碍,见于硬皮病、汗腺缺乏症、皮肤烧伤后瘢痕形成等。⑥使用药物,如阿托品、苯丙胺等。⑦其他,如酷暑季节,年老体弱者、产妇、久病卧床者,终日逗留在通风不良、温度较高的室内,均易发生中暑。

（二）发病机制

正常人的体温一般恒定在 37℃左右,通过下丘脑体温调节中枢的作用,使产热和散热平衡。人体主要以辐射、蒸发、对流、传导方式散热。当周围环境温度超过皮肤温度时,通过辐射、对流及传导方式散热发生困难,人体散热仅靠出汗及皮肤和肺泡表面的蒸发。有时大量出汗不足以散热,或空气中湿度过高通风不良时,造成体内热量蓄积从而引起中暑。

二、病 情 评 估

（一）病史

重点询问有无在高温环境中长时间工作、未补充水分等情况,有无突然发生高热、皮肤干燥无汗、伴有中枢神经系统表现等。

（二）临床表现

1. 先兆中暑　高温环境中,大量出汗、口渴、头晕、耳鸣、胸闷、心悸、恶心、四肢无力、注意力不集中,体温不超过 38℃。

2. 轻度中暑　具有先兆中暑的症状,同时体温在 38.5℃以上,并伴有面色潮红、胸闷、皮肤灼热、全身皮肤湿冷、血压下降、脉搏细而快等早期周围循环衰竭的表现。

3. 重度中暑　包括热射病、日射病、热痉挛、热衰竭 4 种类型。

（1）热射病（又称中暑高热）:病死率高达 5%～30%,多见于老年人。表现为典型高热、皮肤干燥无汗、呼吸浅快、肛温可超过 41℃、心率增快（可达 160～180/min）、血压正常或降低、烦躁不安、谵妄、昏迷。严重者可出现心律失常,心力衰竭,肺水肿,脑水肿,横纹肌溶解,急性肝、肾功能衰竭,发生 DIC、MODS,甚至死亡。

（2）日射病:由于烈日暴晒,引起脑组织充血和水肿,体温高达 40～42℃,出现剧烈头痛、头晕、眼花、耳鸣、呕吐、惊厥、昏迷。

（3）热痉挛（又称中暑痉挛）:多见于健康青壮年。在高温环境中进行重体力劳动或剧烈运动,因大量出汗口渴而大量饮水又未补充钠盐,体液被稀释,出现低钠、低氯,患者突然出现四肢肌肉、腹壁肌肉甚至胃肠平滑肌痉挛和疼痛,常呈对称性,以腓肠肌痉挛最常见。可为热射病的早期表现。

（4）热衰竭（又称中暑衰竭）:此型最常见,常发生于未适应高温作业的新工人,亦常见于老年人、儿童和慢性疾病的患者。出现头痛、头晕、恶心、呕吐、胸闷、面色苍白、皮肤湿冷、脉搏快而细弱、血压下降、直立性晕厥、呼吸增快、手足抽搐和昏迷。严重者由于失水或高钠血症而导致循环衰竭,如不及时治疗可发展为热射病。

（三）辅助检查

可根据病情检查血电解质、生化、血气分析、肝肾功能、血常规、尿常规、心电图,必要时行脑 CT 和脑脊液检查。热射病时白细胞总数增高,尿常规可见蛋白尿及管型尿,血尿素氮增高;热痉挛时血清钠、氯降低;热衰竭时有高钠血症。

三、救 治 与 护 理

（一）先兆中暑与轻度中暑的救治

1. 立即将患者移至阴凉通风处或电扇下,解开或脱去外衣,取平卧位。

2. 酌情饮用清凉含盐饮料。

3. 高热者给予物理降温,如冷敷、温水或乙醇擦浴,直至体温降至 38℃ 以下。

(二)重度中暑的救治

1. 降温　是抢救重度中暑的关键。降温措施包括物理降温和药物降温。

(1)物理降温:有以下 3 种措施。

环境降温:立即将患者移至阴凉通风处,患者仰卧,解开或脱去衣服,吹送凉风。有条件者置于室温调节在 20~25℃ 的空调室内。

体表降温:采用冷敷、温水或乙醇擦浴、冷水浸浴等方法。①冷敷。用凉湿毛巾冷敷患者的前额、腋窝、腹股沟、腘窝等大血管处。②温水或乙醇擦浴。用温水或 25%~35% 乙醇擦拭全身皮肤,边擦边按摩,通过刺激皮肤血管扩张达到较强的散热效果。③冷水浸浴。浸浴15~30min,每 10~15 分钟测肛温 1 次,如肛温降至 38℃ 时,停止浸浴;如体温又升至 39℃ 以上时,可再行浸浴,同时应用电风扇、空调辅助降温。为防止体温回升,最好待在空调房间。

体内降温:①可用 4~10℃ 的 5% 葡萄糖盐水 1000ml 注入患者胃内或给患者灌肠。②用 4~10℃ 的 5% 葡萄糖盐水 1000ml 经股动脉向心性注入患者体内。③用 25℃ 无菌生理盐水进行血液透析或腹膜透析。

(2)药物降温:氯丙嗪 25~50mg 加入 4℃ 的 5% 葡萄糖盐水 500ml 中静脉滴注 1~2h。山莨菪碱 10~20mg 加入 5% 葡萄糖盐水 500ml 中静脉滴注。

重点提示

降温时严密观察患者肛温的变化,以防体温过低诱发心室颤动等严重心律失常。

2. 维持循环功能　对伴有周围循环衰竭的患者,酌情输入 5% 葡萄糖盐水 1500~2000ml,速度不宜太快;出现循环衰竭给予毛花苷 C(西地兰);休克时应进行中心静脉压监测,以调整输液速度和输液量;根据血气分析等监测结果补充 5% 碳酸氢钠,纠正酸中毒。

3. 防治急性肾衰竭　中暑高热时由于大量水分经汗液排出,血液浓缩,心排血量降低,可使肾小球滤过率下降,导致肾衰竭。故应早期建立静脉通路扩容,在补充血容量的基础上,如肾功能不能恢复,少尿,则快速静脉滴注 20% 甘露醇 250ml 或静脉注射呋塞米 20mg,保持尿液在 30ml/h 以上。一旦确诊并发急性肾衰竭伴高钾血症时,应尽早做血液透析。

(三)护理措施

1. 对症护理　①昏迷患者要保持呼吸道通畅,仰卧头偏向一侧,及时清除呼吸道分泌物,必要时给予吸氧,准备机械通气。②高热惊厥者遵医嘱用地西泮静脉或肌内注射,应加床档保护,床边备开口器与舌钳,以防舌咬伤。③心力衰竭或患有心脏病者输液速度不可过快,以免发生肺水肿。

2. 病情观察　①在物理或药物降温过程中,应密切观察体温变化,每 15~30 分钟测量肛温 1 次,根据肛温变化调整降温措施,当肛温降到 38℃ 左右时应暂时停止乙醇擦浴、冷水浸浴,减慢药物降温的滴注速度。②注意观察患者反应,体温骤降伴有大汗要防止虚脱或休克;年老体弱者降温宜缓慢,不宜冰浴,以防心力衰竭;高热而四肢末梢厥冷、发绀者,往往提示病情更为严重;热衰竭者每 15~30 分钟测血压 1 次。

3．加强基础护理

（1）一般护理：①中暑患者病室室温应保持在 20～25℃，通风良好。②加强口腔护理，防止口腔感染与溃疡。③注意皮肤清洁卫生，定时翻身，防止压疮。

（2）饮食护理：神志清醒者给予清淡、易消化、高热量、高维生素、高蛋白、低脂肪饮食，鼓励患者多饮水，多吃新鲜水果和蔬菜；昏迷者可给予鼻饲流质。

4．心理护理　患者及家属对突然中暑多会产生恐惧心理，应耐心予以安慰，讲解中暑的原因、抢救措施及预后，使其消除焦虑和恐惧，积极配合各项治疗和护理。

5．健康教育　在高温环境下作业要注意防暑降温，要补充含盐饮料；夏季田间劳动者必须戴遮阳帽，避免在烈日下暴晒；饱餐后不要立即进行高温作业，避免过度劳累，保证睡眠充足；在高温环境下作业，如出现过量出汗、口渴、头晕、眼花、耳鸣、四肢无力、胸闷、心悸、恶心等不适，应及时脱离高温环境，迅速到阴凉和通风的地方休息，喝些解热消暑的冷饮及含盐饮料等；有慢性心、肝、肾疾病的患者不应从事高温环境下的作业。

第四节　触　　电

🏥　**案例分析**

患者，男性，37 岁。因身体触及被大风刮断的电线而意识丧失，全身抽搐。挑开电线后，检查患者颈动脉搏动消失。对该患者应如何实施现场评估与救护？

触电（electrical injury）亦称电击伤，是指一定强度的电流或电能量通过人体，所引起的组织损伤或器官功能障碍，甚至引起死亡。雷击是极强的静电电击，其电压可高达几千万伏特，其性质与触电相似。

一、病因、触电方式、发病机制

（一）病因

工作或生活中导致触电的原因有：①缺乏安全用电知识，违反用电操作规程；②供电线路、电线、用电设备安装、维护不合格或损坏，导致漏电；③误触电源、直接用手牵拉触电者；④雷雨时在大树下躲雨或在田野中行走而被雷电击伤；⑤自杀或他杀案件。

（二）触电方式

1．单相触电　是指人在地面或其他接地导体上，人体某一部分触及一相带电体的触电。日常生产、生活中发生的触电主要是单相触电。

2．两相触电　是指人体两处同时触及两相带电体，电流从一相导体进入人体，又从另一相导体流出而使人触电，其危险性比较大。

3．跨步电压触电　是指人进入接地电流的散流场时的触电。当人走进电线断裂落地点 10m 以内的区域，两脚迈开 0.8m，两脚之间即形成电位差，称为跨步电压。离接地点越近、两脚距离越大，跨步电压越大；离接地点越远，两脚距离越小，跨步电压越小；与接地点的距离超过 20m 时，跨步电压接近零。

(三) 发病机制

电击损伤包括全身性损伤和局部损伤,其程度取决于电流强度、电压高低、电流种类、触电部位的电阻、触电的时间等。在相同的电压下,交流电比直流电更危险;交流电低频率比高频率更危险。

1. 全身性损伤 人体为导电体,当电流通过人体时可使器官的生物电节律周期发生障碍。低频率(15～150Hz)的交流电危害较大,尤其是 50～60Hz 时,易落在心肌易损期,从而引起心室颤动,导致心搏骤停,此为低压触电常见死亡原因。此外,身体各组织的电阻不同,神经和血管因电阻小,受电流损伤最重。中枢神经系统接触电流后可发生神经传导阻断,引起呼吸中枢抑制、麻痹,导致呼吸停止,此为高压触电常见死亡原因。同时电流也可引起肌肉细胞强烈收缩,导致肌肉持续抽搐。电击患者还有大量肌红蛋白及血红蛋白的释放,经肾排出时,可导致肾小管阻塞,甚至引起急性肾功能衰竭。

2. 局部性损伤 电流在其传导受阻的组织转化为热能,使接触电流的局部产生高温,造成电烧伤,轻者仅烧伤局部皮肤和浅层肌肉,重者可达肌肉深层,甚至骨骼,且常伴有小血管闭塞,引起组织缺血、出血、水肿和坏死。多见于高压电流和电弧对人体的损害。

二、病 情 评 估

(一) 受伤史

询问患者触电的时间、地点、电源情况及急救经过,检查触电受伤情况。

(二) 临床表现

1. 全身表现 轻者常表现为精神紧张、面色苍白、表情呆滞、头痛、头晕、呼吸及心率加速、全身软弱无力,敏感者常出现晕厥、短暂的意识丧失,可迅速恢复。心电图可见心律不齐。重者常出现意识丧失、肌肉抽搐、心律失常、休克,甚至心搏呼吸骤停而死亡。心电图可见心室颤动波。

2. 局部表现

(1)低压电引起的电烧伤:常局限于触电部位,伤口小,直径为 5～20mm,椭圆形或圆形,与健康皮肤分界清楚,呈焦黄或灰白色,创面干燥,偶见水疱,常有进出口,一般不损伤内脏,致残率低。

(2)高压电引起的电烧伤:严重烧伤常见于电流进出的部位,皮肤创面面积不大,但可深达肌肉、血管、神经和骨骼,有"口小底大,外浅内深"的特征;有一处进口和多处出口;肌肉组织常浅层肌肉正常,而深层肌肉缺血、坏死,呈"夹心性"坏死现象。电流还可造成血管壁变性、坏死或血管栓塞,从而引起继发性出血或组织的继发性坏死。

(3)雷击:雷击可致意识丧失、心室颤动、呼吸心搏骤停。皮肤上出现特有的树枝状或蜘蛛状的红色条纹,称"闪电纹"。雷电的强大冲击波可导致骨折以及脑、肝等脏器的严重损害或破裂。存活者可出现精神错乱、感觉迟钝、记忆力减退、抽搐、失明、耳聋等一系列神经系统症状。

(三) 辅助检查

心电图可见多种心律失常;化验检查早期可出现磷酸肌酸激酶及同工酶、乳酸脱氢酶、谷草转氨酶的活性增高。尿液检查可见血红蛋白尿或肌红蛋白尿等。

三、救治与护理

触电的救治原则:迅速将患者脱离电源,尽快进行心肺复苏,妥善处理烧伤创面,正确处理各种并发症。

(一)现场救护

1. 迅速脱离电源

(1)关闭电源:应立即拔掉插座或关闭电闸,切断电源。

(2)斩断电路:如果在野外因碰触高处垂落的电源线而触电,可用木柄干燥的大刀、斧头等斩断电线,中断电流,并妥善处理电线断端。

(3)挑开电线:如电线搭在触电者的身上或压在身下时,救助者可站在干燥的木板或绝缘物上,用干燥的木棒、竹竿、手杖等绝缘物将接触人体的电线挑开。

> **重点提示**
>
> 急救者切勿直接接触触电者,切勿以金属器具、潮湿的棍棒等接触触电患者,以防自身触电。

2. 心肺复苏 脱离电源后立即检查患者,如果心搏呼吸停止,立即进行胸外心脏按压和口对口人工呼吸。对于神志清醒,呼吸心跳均自主者,应就地平卧,严密观察1~2h,暂时不要站立或走动,防止继发休克或心力衰竭。

3. 局部创面和合并伤的处理 创面可用清洁敷料或清洁衣服、被单等包裹。如合并大出血可用厚敷料或衣物压迫止血,仍无法止血时可考虑使用止血带止血。如患者自高处跌下,常伴有颅脑伤、血胸、气胸、内脏破裂等,应配合医师进行抢救;合并四肢骨折时,用夹板固定;对可疑脊柱骨折,应使用硬板担架转送患者。

(二)院内救护

1. 严密观察生命体征 心电监护,定时测量体温、脉搏、呼吸和血压。仔细检查心律和心率,判断有无心律失常。注意呼吸频率,判断有无窒息的发生。

2. 维持有效呼吸和循环 对心搏呼吸骤停复苏的患者,可使用心脏复苏药物,当心电图证实有心室颤动时,可以在应用肾上腺素后行非同步直流电除颤。根据需要尽快行气管插管,给予人工呼吸机正压吸氧,并注意保持呼吸道通畅。

3. 创面的护理 电击伤创面深,常造成深部组织、肌肉的坏死,易发生厌氧菌感染,故创面应严格消毒。用2%过氧化氢冲洗伤口,必要时做清创处理或外科手术。抬高患肢,观察受伤肢体远端的血液循环。

4. 神经系统护理 在心肺复苏的同时,可应用冰帽、冰袋降温和人工冬眠,使肛温维持在32~34℃,预防脑水肿,保护脑细胞。对昏迷的患者,应防止坠床,必要时行保护具约束。

5. 防止感染 预防性应用破伤风抗毒素和抗生素。

6. 防治急性肾衰竭 对于肌肉大量损伤的患者,开始应输入较大量液体,并留置导尿,准确记录尿量,维持尿量在50ml/h以上;使用甘露醇或呋塞米利尿;应用5%碳酸氢钠碱化尿液,及时将游离的血红蛋白和肌红蛋白排出,减轻堵塞肾小管,预防急性肾衰竭。如患者有过心搏骤停或心电图异常,输液量和速度应适当控制,以防加重心脏负荷。

7. 加强基础护理　做好口腔护理、皮肤护理,防止并发症。保持伤口敷料的清洁、干燥,防止脱落,定时换药。

8. 心理护理　触电患者都有明显的恐惧心理,并可能有不同程度的伤残,要做好患者的心理护理,鼓励患者增强战胜疾病的信心。

9. 健康教育　加强安全用电常识和防雷电知识的宣教工作。①严格按要求安装使用电器并经常检修,不自己拆卸、安装电器。②电源、电器安置应远离儿童能触摸到的地方,避免接触。③变压器材及对人有危险的带电设施,应妥善安装防护网栏。④远离大风刮断的高压线 10m 以上。⑤雷雨天气不可在大树下避雨,远离孤立高塔、电线杆、广告牌,不要在空旷的野外停留。

第五节　淹　　溺

🧰　**案例分析**

患者,男性,13 岁。不慎跌入水塘,被他人发现后救起。检查:意识不清,面色发绀,皮肤厥冷,心搏和呼吸微弱。

请分析:1. 现场应如何救护?

2. 患者经院前急救后转入医院 ICU,护士应如何实施护理?重点预防哪些并发症?

淹溺(drowning)是指人淹没于水中,由于呼吸道被水、污泥、杂草等杂质堵塞,或因惊恐、寒冷、异物等刺激反射性引起喉头、气管痉挛,发生窒息和缺氧。严重者如抢救不及时可导致呼吸、心搏停止而死亡。

一、病因与发病机制

(一)病因

淹溺多发生在青少年、儿童及老年人。常见原因有:①不慎落水,又无游泳自救能力。②在浅水区跳水,头撞硬物,发生颅脑外伤。③潜水意外。④冷水刺激致肌肉抽搐。⑤入水前饮酒过量或使用过量的镇静药。⑥患有心脑血管疾病、癫痫等,游泳时疾病发作。⑦意外事故,如洪水灾害、船或飞机失事落水、水下作业、体育运动时防护设备出现故障或违反操作规程。⑧自杀或他杀等刑事案件等。

(二)发病机制

淹溺分干性淹溺和湿性淹溺两类。

1. 干性淹溺　人入水后,因受强烈刺激(惊慌、恐惧、寒冷等),引起喉头痉挛,以致呼吸道完全阻塞,造成窒息死亡。约占淹溺者的 10%。

2. 湿性淹溺　人淹没于水中,本能地引起反射性屏气或喉头痉挛,水并未进入呼吸道;随后,由于缺氧,不能坚持屏气而被迫深呼吸或喉头松弛,使大量水进入呼吸道和肺泡,阻滞气体交换,引起全身缺氧和二氧化碳潴留。湿性淹溺分为淡水淹溺和海水淹溺。

(1)淡水淹溺:淡水是指江河、湖泊、水库中的水,一般属于低渗。水进入呼吸道后影响通气和气体交换,并使肺泡表面的活性物质减少,引起肺泡塌陷,造成全身严重缺氧;淡水从肺泡渗入毛细血管,稀释血液,引起低钠血症、低氯血症和低蛋白血症;血液稀释使血容量剧增,可引起肺水肿和心力衰竭;低渗血浆使血液中的红细胞肿胀、破裂,发生溶血,引起高钾血症和血红蛋白血症,可致心搏骤停和急性肾功能衰竭。

(2)海水淹溺:海水为高渗性液体,含3.5%氯化钠及大量钙盐和镁盐。海水吸入肺泡后,损伤肺泡上皮细胞和肺毛细血管内皮细胞,大量蛋白质及水分向肺间质和肺泡腔内渗出引起急性肺水肿,同时引起血容量减少,血液浓缩。高钙血症可使心搏缓慢、心律失常、传导阻滞,甚至心搏停止。高镁血症可抑制中枢和周围神经,扩张血管和降低血压。

二、病 情 评 估

淹溺的主要表现是窒息缺氧。早期获救者多神志清醒,呼吸加快,血压增高,胸闷,剧烈咳嗽,四肢无力。海水淹溺者可伴有口渴。获救较晚者表现为意识丧失,颜面青紫、肿胀,口、鼻充满泡沫或污泥、杂草,呼吸和心搏微弱或停止,皮肤黏膜苍白和发绀,四肢厥冷。体检肺部有明显湿啰音,心音微弱或消失,腹部常隆起伴胃扩张。

在复苏过程中可出现各种心律失常,甚至心室颤动、心力衰竭和肺水肿。24~48h后出现脑水肿、急性成人呼吸窘迫综合征、溶血性贫血、急性肾衰竭或弥散性血管内凝血等。后期易发生肺部感染。

三、救治与护理

(一)现场救护

1. 保持呼吸道通畅　将淹溺者救上岸后,立即清除其口、鼻中的污泥、杂草、呕吐物等,有义齿者取下义齿。解开衣领、胸罩、腰带,牙关紧闭者应设法撬开,发生舌后坠时应将舌拉出,保持呼吸道通畅。如果发现溺水者喉部有阻塞物,则可将溺水者脸部转向下方,用力拍其后背,将阻塞物排出呼吸道。

2. 立即排出积水　患者置于头低足高位,将进入呼吸道和胃内的积水迅速倒出来。但排水时间不宜过长以防延误复苏抢救,在倒水过程中要严防胃内容物吸入肺内。常用排水方法有膝顶法、肩顶法、抱腹法(图8-1)。

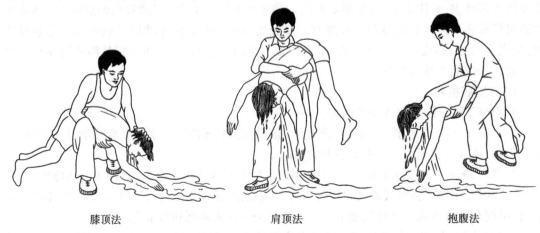

膝顶法　　　　　　　　肩顶法　　　　　　　　抱腹法

图8-1　淹溺倒水的方法

3. 心肺复苏 对呼吸和心搏停止的患者立即进行心肺复苏,现场尽快进行胸外心脏按压和口对口人工呼吸。

重点提示

复苏操作不要轻易放弃,在患者转运过程中,也不应停止心肺复苏。

4. 保暖 对体温过低者,应迅速脱去被水浸湿的衣服,擦干身体,并采取保暖措施,如覆盖保暖物等。对患者四肢做向心性按摩,促进血液循环。

5. 转送 经现场初步处理后迅速转送到附近医院进一步救治。

(二)院内救护

1. 严密观察病情变化 心电监护,监测体温、脉搏、呼吸、血压,监测血氧饱和度;准确观察记录尿量和尿色变化;观察有无肺水肿征象;观察有无颅内压增高表现,有无脑疝发生的征象。

2. 维持呼吸功能 保持呼吸道通畅是维持呼吸功能的前提。及时清除呼吸道内的分泌物,必要时行气管插管或气管切开。机械辅助呼吸,吸入高浓度氧或高压氧,充分保证患者氧供。呼吸抑制时静脉注射呼吸兴奋药,如洛贝林(山梗菜碱)、尼克刹米。加强监护,防止呼吸系统的并发症,如肺水肿、肺炎、肺不张等。

3. 维持循环功能 加强循环功能的监测,心力衰竭时用强心药毛花苷 C(西地兰);心室颤动时用电除颤或药物除颤。心搏恢复后,应作中心静脉压(CVP)监测,以便掌握输液量和速度。

4. 维持水、电解质和酸碱平衡 淡水淹溺者应适当限制补液量,静脉滴注 2% ~ 3% 氯化钠溶液,或输入全血或红细胞,以纠正血液稀释和阻止红细胞溶解。输液时应从小剂量、低速度开始,避免短时间内输入大量液体。海水淹溺者,静脉滴注 5% 葡萄糖溶液,以稀释血液、补充血容量,切忌输入盐水。适当给予碳酸氢钠,以纠正代谢性酸中毒。

重点提示

对淹溺者一定要评估是海水淹溺还是淡水淹溺,因为两者的治疗方法不同。

5. 复温和保暖 对体温过低的患者应注意复温和保暖,12h 内使患者体温达到 30℃ 以上,机体温度过低会影响复苏效果。

6. 防治并发症 应用肾上腺皮质激素防止脑水肿、肺水肿、急性成人呼吸窘迫综合征;应用抗生素防治吸入性肺炎和肺部感染;对毒性液体所致淹溺者,应针对性地进行解毒治疗;留置导尿,观察尿量,注意观察是否出现少尿、无尿、血红蛋白尿,一旦出现,及时报告医师处理,防治急性肾衰竭。

7. 心理护理 消除患者焦虑和恐惧心理,多陪伴患者,向其解释治疗措施和目的,使其能积极配合治疗;对自杀淹溺者应尊重患者的隐私权,引导其正确对待人生,同时做好其家属的思想工作,协同消除患者自杀的念头。

8. 健康教育　游泳作为一种群众性的体育活动,它既能增强体质,又是一项自救的技能。要开展多种形式的宣传工作,强化游泳安全,提高市民防范淹溺的意识。①不要单独外出游泳,不在不熟悉的水域游泳。②不在饭前饭后、酒后、剧烈活动后游泳。③游泳前做好准备活动。④游泳时发生腿抽筋,不要惊慌,先吸一口气,仰面浮出水面,一手将痉挛(抽筋)下肢的足趾用力向上扳,使抽筋腿伸直,另一手和腿划水,直至痉挛停止。⑤遇水草缠身时,切不可踩水或手脚乱动,应两腿伸直、用手掌划水,用仰泳方式顺原路慢慢退回;或平卧水面,使两腿分开,用手解脱。

第六节　自　　缢

自缢(suicidal hanging)是指自缢者利用套在颈部的绳索加上自身的重量,使绳索压迫颈部的重要器官,阻断空气进入肺内,同时阻断血流,血液不能到达颅内,引起脑及重要脏器急性缺血、缺氧等一系列病理变化。

一、病因和发病机制

(一)病因

自缢多为自杀行为,也有被迫或意外事故导致。多数患者心理素质较差,因受精神刺激、重大精神创伤,或遇到自身不能解脱的困境以致绝望而为。也有患者为心理障碍者或是有精神疾病者,如抑郁症、妄想症等。

(二)发病机制

自缢时绳索压迫颈部,气管受压引起呼吸道堵塞,造成呼吸困难和窒息;颈静脉、颈动脉、椎动脉受压闭塞致使全脑急性缺血、缺氧,意识丧失;绳索压迫颈动脉窦压力感受器、迷走神经,可导致反射性呼吸、心搏骤停;悬吊可导致颈椎脱位、骨折,可引起高位脊髓损伤,甚至呼吸麻痹而死亡。自缢时通常以脑组织受损最为严重,其主要病理改变为大脑急性缺血、缺氧引起的脑组织水肿和脑疝形成。

二、病情评估

患者自缢后的严重程度与自缢时间的长短、缢绳粗细有关。自缢时间短暂者,可有神志不清、呼吸困难、面色发绀、双眼上翻、双侧瞳孔极度缩小或不等大、对光反应迟顿或消失、舌微外吐、呼吸停止、心搏微弱、全身软瘫、小便失禁。随着时间延长,患者心搏呼吸停止,大小便失禁,四肢变凉,抢救十分困难。

三、救治与护理

(一)现场急救

1. 一旦发现自缢者,应立即抱起患者双腿向上托,减轻绳索对颈部的压迫;同时解脱或剪断自缢的绳带套。如患者悬吊于高处,解绳套时要防止患者坠地跌伤。

2. 将患者就地平卧,解开其衣领和腰带,检查心搏呼吸是否存在。如患者心搏尚存,可将患者的下颌抬起,使呼吸道通畅,并给予氧气吸入;如心搏、呼吸已经停止,应立即进行胸外心脏按压和人工呼吸。开放气道时要注意避免头部过度后仰和左右移动。

3. 尽早进行脑复苏,使用冰帽或冰袋放置于其头部,以降低脑细胞的代谢,减少其需氧量,提高脑细胞对缺氧的耐受性,有利于后期恢复。应及时吸氧,酌情应用呼吸兴奋药。

4. 经上述初步处理后,迅速将患者送往医院进一步救治,不可轻易放弃抢救机会,以最大限度地抢救患者的生命。

(二)院内救护

1. 生命体征监测　在复苏过程中,严密观察患者呼吸道的通畅情况,以保证有效地呼吸;心电监护,动态观察血压、脉搏、中心静脉压等,每15~30分钟监测1次,直到病情平稳;注意观察神志、瞳孔,有无头痛、呕吐等颅内压增高的表现。

2. 保持呼吸道通畅　自缢易产生喉头水肿、喉骨和舌骨的骨折,引起局部水肿和出血,导致呼吸困难。因此,对自缢患者应早期行气管插管或气管切开。床头抬高15°~30°,昏迷者头偏向一侧,防止呕吐误吸。

3. 高压氧治疗　高压氧治疗可改善组织缺氧,是治疗自缢最直接、最有效的方法。对患者进行有效的高压氧治疗可改善患者体内血氧含量,使血氧张力及弥散力提高,有效地改善了缺氧,尤其是脑、心、肾等重要脏器的缺氧。

4. 防治脑水肿　自缢患者早期多有脑水肿,应密切观察病情变化,使用冰帽、冰袋降温,酌情应用糖皮质激素及甘露醇,防治脑水肿。

5. 对症及支持治疗　如患者呼吸、心搏恢复,但仍昏迷,应按昏迷常规护理。如患者意识模糊、躁动不安、抽搐,应适当保护性约束,防止坠床,必要时给予地西泮、氯丙嗪交替缓慢注射。患者出现高热时,立即行头部冰帽降温,并使用有效的抗生素控制感染。患者眼结膜出血,应用滴眼液。患者咽部肿痛、声音嘶哑时,给予雾化吸入。适当补液,维持水、电解质、酸碱平衡。

6. 心理护理　患者清醒后,应多与患者沟通,了解其心理变化;劝导安慰患者,使其情绪趋于稳定;创造一个良好的环境,使患者心态处于最佳状态。嘱其家人或朋友与之交谈,多给患者尊重、同情、关心与帮助,使其增强生活信心。少数患者对自缢行为不能记忆,也应予以理解,但均应严密观察,严防再次自杀。

第七节　冻　僵

🏥 **案例分析**

患者,男性,35岁。在暴风雪中迷路8h。被救援人员发现时,呼之不应,双瞳孔直径5mm,对光反应迟钝,全身冰冷,呼吸10/min,心率50/min。

请分析:1. 在现场,救援人员该如何为患者复温?

2. 冻僵患者被送到医院后,如何进一步做好救治与护理工作?

冻僵又称意外低体温(accidental hypothermia),是指寒冷环境引起体温过低而发生的以神经系统和心血管系统损害为主的全身性疾病。冻僵者体温越低,病死率越高。

一、病因和发病机制

(一)病因

冻僵多发生于在寒冷环境中逗留和工作时间过久而保暖御寒措施不足,陷埋于积雪或浸没于冰水等情况。此外,在0℃以上的环境,或浸没于冰点以上的冷水中时间过长也可发病。

(二)发病机制

体温降至32~35℃时,寒冷刺激交感神经引起体表血管收缩,心搏出量增加,同时肌张力增加、寒战,以产生热量。体温降至28~32℃时,体温调节功能衰竭,寒战终止,代谢明显减慢。寒冷直接作用于窦房结和心肌,使心搏减慢和心律失常,可出现多脏器功能障碍或衰竭。体温<28℃时,人体热储备机制丧失,基础代谢率下降50%,组织缺氧。体温<20℃时,细胞膜钠通道阻断,肌纤维无应激反应,出现感觉和运动神经麻痹;心脏停搏、呼吸停止、脑电活动消失。冻僵损伤血管内皮细胞,解冻后血管腔内易形成血栓和引起组织缺血性坏死。

二、病 情 评 估

(一)临床表现

1. 轻度冻僵　人体代谢增强,表现为头痛、兴奋不安,肌肉震颤,皮肤苍白发凉,寒战,心搏和呼吸增快,血压升高,尿量增加。

2. 中度冻僵　体温继续下降,机体由兴奋转入抑制。表现为表情淡漠,嗜睡,感觉和反应迟钝,精神错乱,语言障碍,行为异常,心跳和呼吸减慢,脉搏细弱,血压下降。体温在30℃以下时,寒战消失、神志丧失、瞳孔散大、心动过缓。

3. 重度冻僵　表现为昏迷、瞳孔对光反应消失、呼吸减慢、血压测不到、尿量减少。体温在28℃时常发生心室颤动,体温在24℃时出现僵死样面容,体温≤20℃时,出现瞳孔散大固定、皮肤苍白或青紫、四肢肌肉和关节僵硬,心搏、呼吸停止。

(二)辅助检查

由于血液浓缩,红细胞、血红蛋白及白细胞升高,血清转氨酶升高,出现代谢性酸中毒。肝细胞缺氧,影响葡萄糖代谢使血糖降低和血钾增高。心电图检查示心动过缓、QRS波增宽、T波低平、QT间期延长。脑电图显示平坦波形或等电位线。

三、救治与护理

(一)现场急救

迅速将冻僵者移至温暖、避风的环境中,脱去潮湿冻结的衣服,进行保暖。搬动时动作应轻柔,防止发生骨折或扭伤。对已发生呼吸、心搏停止者,应立即进行心肺复苏。复温是冻僵患者急救治疗的关键。患者体温在32~33℃时,用毛毯、棉被等保暖物包裹身体,于25℃室温中逐渐自行复温。体温<31℃时,将患者浸泡于40~44℃或稍低温度的温水中,使其缓慢复温,复温速度为1~2℃/h,至患者寒战消失或恢复知觉、甲床潮红、肢体有温感或肛温回复到32℃即可停止复温。也可将40~50℃热水袋(加布套)置于躯干、腹股沟、腋下、足底等部位加温。复温后用软毛巾擦干身体,再用厚棉被包裹,使患者保持在温暖的环境中,待其体温自然回升。有条件时给予吸氧、保护心脏功能、抗休克治疗等。

重点提示

冻僵患者不可用冷水浸泡或用雪搓,也不可用火烤,否则会加重损伤。复温时,严格掌握水温并观察皮肤颜色的变化,预防烫伤。

(二)院内抢救及护理

1. 保暖、复温　患者体温仍低时,除上述复温措施外,亦可采用电热毯复温或将洗胃液加热至 40~42℃进行洗胃升温,必要时也可经血液或腹腔透析复温,使内脏和血管温度能快速回升。复温后将患者卧床,包裹衣物、毛毯等保暖,并严密监测生命体征。

2. 心肺脑复苏　对心搏、呼吸停止或有心室颤动的患者应立即进行胸外心脏按压、人工呼吸或电除颤,同时采用脑保护措施,恢复大脑的高级神经功能。

3. 保持呼吸道通畅　冻僵使保护性咳嗽反射丧失,使支气管黏液增多,可导致肺不张、支气管肺炎、吸入性肺炎和复温后肺水肿。应及时清理呼吸道分泌物,必要时行气管插管或气管切开。

4. 支持治疗　低体温患者通常处于脱水状态,复温后可能发生血容量减少和低血糖,应注意纠正;放置鼻胃管,防止胃内容物误吸。

5. 复温后的护理　①冻僵患者复温后,神志清楚者,可给予热饮料及合理的营养;如不宜饮用,可静脉滴注加温至 37℃的生理盐水和 10% 葡萄糖注射液,液体输注总量为 20ml/kg。输液不宜过快,穿刺部位不宜选择在冻伤部位。②保持皮肤清洁干燥,实行侵入性操作时应严格执行无菌技术。③对缺氧较重或缺氧性脑损害明显者,可进行高压氧治疗。④对冻伤肢体应稍抬高,注意保护,避免受压或擦伤。对已破溃的疮面,可先消毒周围正常皮肤,再用无菌温生理盐水清洗创面后,涂以抗菌药物加以包扎。创面要定时换药、观察创面愈合情况。⑤为防止肌肉萎缩和关节僵硬,做好关节的被动活动,做好基础护理。

6. 严密观察　密切观察患者的意识、皮肤色泽、弹性、肢体末端的伤情,监测生命体征,每30 分钟一次。进行动脉血气监测,测定值应进行体温校正。放置导尿管,观察尿量,监测肾功能。

7. 心理护理　重度冻僵,既造成身体的损伤,又造成心理的创伤。患者清醒后,常出现恐惧和焦虑,护理人员应向患者及其家属做好解释工作,解除其思想顾虑,使患者积极配合治疗和护理。

8. 健康教育　冻僵的预防措施包括:①普及预防冻伤知识;②增强体质,加强耐寒锻炼,寒冷作业时勤活动;③在寒冷环境中逗留和工作时间不可过久,体温不能低于 35℃,根据作业环境的温度和条件,定时到温暖环境休息、适当活动、补充热量;④所穿的衣服应该保暖,而且松紧适宜,暴露部位予以保护;⑤在寒冷环境中如果出现面色苍白、寒战、感觉疲乏、瞌睡、反应迟钝、出现幻觉等表现,立即脱离冷环境就医。

第八节　高　原　病

高原病(discases of higt altitude)又称高山病,是指人体进入高山或高原低氧环境下适应能力不足引起的一种特发性疾病。返回平原后迅速恢复为其特点。

一、病因和发病机制

高原病主要病因是缺氧。上呼吸道感染、疲劳、寒冷、精神紧张、饥饿、妊娠等为发病诱因。

高原是指海拔 3000m 以上的地区,特点是空气稀薄,大气压低、氧分压低。人进入高原地区后,吸入空气中的氧浓度下降,导致血氧分压降低,可刺激颈动脉体和主动脉体的化学感受器,出现反射性心率加快,可增加心排血量;呼吸加深、加快,增加肺通气量;脑血管扩张、血流量增加。严重和持久的缺氧,会造成脑水肿、肺水肿和心肌损伤,骨髓增生使红细胞和血红蛋白增多,血液黏稠。

二、病情评估

(一)临床表现

1. **急性高原病** 指初入高原时出现的急性缺氧反应或疾病。

(1)急性高原反应:初入海拔 3000m 以上地区,6~72h 后大多数人都可出现高原反应症状。主要表现为头痛、头晕、胸闷、气短、心悸、食欲缺乏、恶心、呕吐、记忆力和思维能力减退,部分患者有发绀和血压升高。一般在进入高原地区后 1~2d 症状明显,以后减轻,1 周左右消失,但也有少数人症状急剧加重,发展为高原肺水肿或高原脑水肿。

(2)高原肺水肿:进入高原地区 2~4d,对高原适应不全者,劳累、寒冷、上呼吸道感染、剧烈活动可诱发高原肺水肿。有急性高原反应者若出现不断加重的头痛、干咳、呼吸困难或发绀,是本病的早期表现。严重者表现为极度呼吸困难、烦躁不安或神志恍惚、发绀、心动过速、咳白色或粉红色泡沫样痰,双肺可闻及湿啰音。眼底检查可见视神经盘充血,有出血斑。

(3)高原脑水肿:发病率低但较易引起死亡。患者先有严重的高原反应症状并逐渐加重,后出现显著的神经精神症状,如剧烈头痛、头晕、频繁恶心、呕吐、共济失调、步态不稳、精神萎靡或烦躁、意识障碍等,部分患者可发生抽搐或脑膜刺激症状。查体可见脉率增快、呼吸不规则,瞳孔对光反应迟钝等危重体征。

2. **慢性高原病** 指抵高原后半年以上发病或原有急性高原病症状迁延不愈者,主要发生在久居海拔 4000m 以上高原地区的人。可表现为以下几种类型。

(1)慢性高原反应:为急性高原反应持续 3 个月以上不消退者,表现为原有症状不断加剧,活动能力进行性降低。

(2)高原性红细胞增多症:此型最多见。患者有高原反应症状,如:头痛、头晕、嗜睡、心悸、气短、记忆力减退,多有发绀。也可有鼻出血、结膜充血、面部毛细血管显露等多血面容和杵状指。由于肺循环阻力增大,加重肺动脉高压而产生右心衰竭。

(3)高原性血压改变:高原性高血压多见于初到高原者,起病缓慢,症状与一般高血压病相似。高原性低血压多发生于久居高原者,血压低于 12/8kPa(90/60mmHg)。

(4)高原性心脏病:多见于高原出生的婴幼儿,成年人则在移居高原 6~12 个月后发病。由于长期处于高原低氧环境,肺循环阻力增加产生肺动脉高压,心肌缺氧导致右心肥大引起。表现为心悸、气短、胸闷、咳嗽,最终发生右心衰竭。

(二)辅助检查

1. **血常规检查** 急性高原病患者白细胞增多,慢性高原病患者红细胞超过 $7.0 \times 10^{12}/L$,

血红蛋白超过 180g/L。

2. 动脉血气分析　高原性肺水肿者有低氧血症、低碳酸血症和呼吸性碱中毒。

3. 心电图　慢性高原病患者可显示电轴右偏、肺型 P 波、右心室肥大劳损、T 波倒置。

三、救治与护理

纠正缺氧,减少并发症是治疗的关键。

1. 紧急处理　对重危患者应就地抢救。绝对静卧休息,给予面罩给氧。肺水肿者,采取半卧位或端坐位,以减轻呼吸困难,可给予糖皮质激素、氨茶碱及抗菌药物;有心力衰竭时宜用速效强心药物及利尿药;脑水肿者,可给予地塞米松、高渗葡萄糖、呋塞米等药物。发病地点确无医疗条件时,可将患者由高原转往海拔低的地区治疗。

2. 密切观察病情　高原病发病迅速、症状重、变化快,因此,护士应严密观察病情变化,及时监测体温、心率、呼吸、面色、甲床及血氧饱和度的变化。严密观察患者有无剧烈头痛、呕吐、血压增高、脉搏减慢、颈项强直等表现,发现异常及时处理。

3. 休息　是重要的治疗措施。将患者安置在安静、舒适、通风良好的病房内,保证充足的睡眠。对轻、中度患者应限制活动,重度患者需卧床休息。

4. 吸氧　缺氧是高原病的根本原因,氧疗可减轻高原病的症状,采用鼻导管或面罩低流量(2~4L/min)吸氧,吸氧时湿化瓶内加入 50% ~70% 的乙醇,可有效地降低肺泡内泡沫的表面张力,促使泡沫破裂消散,从而改善肺部气体交换,迅速缓解缺氧症状。吸氧时应加强口鼻护理,及时清除口鼻及气管内的分泌物,保持呼吸道通畅。

5. 补液　高原肺水肿患者输液时,必须严格控制液体的入量及滴速,滴速以 10~20 滴/min 为宜。

6. 饮食护理　少食多餐,选择高热量、高蛋白、高维生素、易消化、无刺激性的清淡饮食,少吃脂肪,多饮水;注意饮食卫生,防止肠道感染。

7. 对症治疗及护理　头晕、头痛症状较重的患者,宜卧床休息,抬高头部,必要时服用止痛药;有心率增快、血压升高的患者,服用复方丹参滴丸以改善心肌供血;躁动不安者,可遵医嘱给小剂量镇静药;对患有基础病的患者继续常规服用药物。

8. 心理护理　耐心倾听患者的诉说,指导患者放松心情,保持精神愉快;解除患者对高原缺氧的紧张、恐惧心理,树立高原病就地治疗的信心。

9. 健康教育　进入高原地区的人员应了解和适应高原环境特点,登山时按计划进行阶段性适应性锻炼;生活起居要有规律,保持睡眠充足;注意防寒和防治上呼吸道感染,戒烟酒,避免劳累;有明显心、肺、血液疾病的患者不宜进入高原地区。

第九节 毒蛇咬伤

> **案例分析**
>
> 　　患者,男性,52 岁,农民。夏日清晨在山上劳动时左下肢被蛇咬伤,慌乱之中未看清蛇的色彩斑纹。被蛇咬伤后,伤口剧痛,出血,伤口周围皮肤瘀青,有血疱。患者用手机呼救。
>
> 　　请分析:1. 该患者可能是被哪类毒蛇所伤?
> 　　　　　2. 对该患者如何进行现场急救处理?

　　毒蛇咬伤(venomous snakebite)主要见于我国南方农村、山区,以夏秋季多见。我国蛇类有150 余种,其中毒蛇约 40 种,以蝮蛇、银环蛇、眼镜蛇、竹叶青、蝰蛇等较多见,其分布遍及全国大部分地区。两广地区每年蛇咬伤的发病率约为万分之二十五。

一、毒蛇类型与发病机制

　　毒蛇咬人时,蛇的毒液通过毒牙灌注进入人的皮下或肌肉组织内,人体吸收后迅速扩散到全身,造成机体重要生理功能紊乱,重者导致死亡。通常蛇毒分为 3 类:

　　1. 神经毒素　能阻断中枢神经和神经肌肉接头的递质释放或传递,引起呼吸肌麻痹和全身肌肉瘫痪。以神经毒为主的有金环蛇、银环蛇及海蛇等。

　　2. 血液毒素　有溶解组织、溶血或抗凝血作用,能破坏血管壁和红细胞膜,对心脏也有极强的毒性,可引起心律失常、循环衰竭、溶血和出血。以血液毒为主的有竹叶青蛇、五步蛇、蝰蛇等。

　　3. 混合毒素　兼有神经毒素和血液毒素的病理作用。如蝮蛇、眼镜蛇等。

　　蛇毒还含有透明质酸酶,能溶解细胞间质,使蛇毒从咬伤处迅速扩散并进入血液,造成全身中毒。

二、病 情 评 估

(一)受伤史

　　1. 是否蛇咬伤　应尽快判断是否蛇咬伤,尤其要与其他有毒动物咬螫伤区别。

　　2. 是否毒蛇咬伤　毒蛇头部多呈三角形,身体有彩色花纹,尾巴短而细。无毒蛇咬伤处有一排或两排细牙痕,毒蛇咬伤处有一对较大而深的牙痕,有时有 3~4 个牙痕(图 8-2)。毒蛇咬伤后局部症状明显,进展较快,并伴有全身中毒症状,血、尿检查也常有异常改变。

　　3. 是哪类毒蛇咬伤　需根据临床表现来判断。

(二)临床表现

　　1. 神经毒类　神经毒类毒蛇咬伤后,局部不痛或微痛,红肿不严重,无渗液。不久出现麻木感并向肢体近侧蔓延。伤后 1~6h 出现全身中毒症状。如眩晕、嗜睡、乏力、步态不稳;重者视物模糊、言语不清、呼吸困难、全身肌肉酸痛、软瘫,继而出现昏迷、血压下降、呼吸极度费力,最后导致呼吸肌麻痹和心力衰竭,甚至死亡。

　　2. 血液毒类　局部症状出现较早且较严重。伤口剧痛,肿胀明显,出血不止,皮肤青紫,

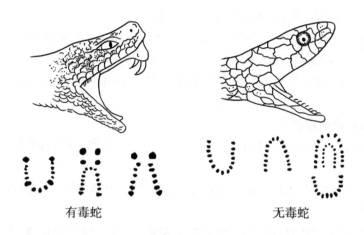

有毒蛇　　　　　　　　　无毒蛇

图 8-2　蛇的形态特征与齿痕

可有水疱或血疱,淋巴结炎及淋巴管炎明显。全身中毒症状有出汗、恶心、呕吐、腹痛、腹泻等,有全身出血和溶血倾向,如伤口出血、咯血、呕血、便血和血尿等。严重时可因休克、循环衰竭或急性肾衰竭而死亡。

3. **混合毒类**　兼有上述 2 种毒素作用的特点,局部症状明显,全身症状发展较快,主要死于呼吸肌麻痹和循环衰竭。

三、救治与护理

(一) 急救处理

局部紧急处理的目的是阻止蛇毒的吸收和加速排出毒液。由于蛇毒几分钟内即被吸收,因此要争分夺秒地进行急救。无法判定是否毒蛇咬伤时,按毒蛇咬伤急救,包括缚扎、排毒、局部封闭治疗。

1. **缚扎**　被毒蛇咬伤后,患者应保持镇静,尽量少动,切忌惊慌奔跑,以减少毒液吸收和扩散。迅速用手帕、绳子等物品缚扎伤口近心端,松紧度以阻止静脉血回流但不影响动脉血流为原则,同时将患肢下垂。结扎后每 20~30 分钟放松缚扎带 1~2min,以防肢体缺血坏死。一般在得到有效治疗后,缚扎即可解除。咬伤超过 12h 不宜缚扎。也可以采用火柴或打火机烧灼伤口,破坏蛇毒。

2. **排毒**　用生理盐水、高锰酸钾溶液、过氧化氢溶液等反复冲洗伤口及周围皮肤,常规消毒后以牙痕为中心做"十"字形切口,深达皮下组织,并用手由近心端向伤口附近反复挤压,排出毒血。再用前述液体反复冲洗伤口,边冲洗边挤压排毒,持续约 30min。排毒后,盖以消毒敷料,并将咬伤的肢体放在低位。血循毒蛇咬伤后,若伤口流血不止,且全身有出血现象者,则不应扩创。

3. **局部封闭**　一般采用 0.5% 普鲁卡因溶液,或加用地塞米松 2~5mg,也可用胰蛋白酶 2000U 或糜蛋白酶 5~10mg,加 0.25% 普鲁卡因 5~20ml,于伤肢近心端健康部位做套式封闭,用前需做普鲁卡因皮试。

(二) 抗蛇毒药物的应用

1. **蛇药**　蛇药有许多剂型,如季德胜蛇药、南通蛇药、上海蛇药、湛江蛇药散等,具有解毒、消炎、止血、抗溶血等作用,可内服外用,效果良好。

2. **抗蛇毒血清** 是毒蛇咬伤的特效解毒药,可中和蛇毒,使用越早越好。若心、肾等器官已发生严重损害时,则难以奏效。部分患者对抗蛇毒血清可发生变态反应,使用前必须做过敏试验,皮试阴性可以使用。若皮试阳性而又必须使用时,采用脱敏注射法,同时可给予异丙嗪、糖皮质激素等。

(三)对症及支持疗法护理

1. 镇静、休息,给予高营养、易消化食物,并鼓励患者多饮水,适当补充维生素 C 和 B 族维生素。

2. 加强呼吸功能监测,根据病情及时给予气管插管或气管切开,有条件时辅以呼吸机辅助呼吸,氧气吸入。

3. 适当补液,可防治休克,纠正水、电解质平衡紊乱,促进毒液的排泄,但应控制液体量,以免加重心脏负担,甚至导致心力衰竭、肺水肿。

4. 使用糖皮质激素以提高机体对蛇毒的耐受性,减轻毒血症及组织损害。

5. 常规应用抗生素及破伤风抗毒素,以预防和治疗感染。加强伤口护理,定时换药,注意无菌操作。

(四)并发症护理

呼吸肌麻痹、休克、心力衰竭、肾衰竭等为毒蛇咬伤的最主要的致死原因。必须加强监测,积极采取有效的抢救治疗。

(五)健康教育

夏秋季节早、晚为毒蛇活动高峰期,野外工作时应注意防范。行走山林草地时,先用棍杖打草驱蛇,夜间行走宜有照明用具,防止误踩毒蛇而被咬伤。一旦被毒蛇咬伤,不要狂奔乱跑,应立即进行现场急救,如缚扎、清洗等,然后迅速转送医院进一步治疗。

第十节 蜂 螫 伤*

一、病 因

蜂的种类很多,常见的螫人蜂有胡蜂、蜜蜂、细腰蜂、蚁蜂及丸蜂等,其蜂尾均有毒刺与蜂体的毒腺相通。蜂类螫人后,毒液即注入皮内,毒刺亦常留于皮内。根据蜂种类的不同,其毒液的成分也不完全一样,人被蜂螫伤后除引起局部反应外,还可引起全身过敏反应、溶血、出血等表现。

二、病 情 评 估

1. **局部表现** 被蜂螫伤后,患处立即出现灼痒和刺痛感,不久局部红肿,中心有出血点或血疱疹,少数出现风团或水疱。如多处被螫伤,可发生大面积的水肿,有剧痛。

2. **全身表现** 被蜂群多处螫伤,短时间内可出现畏寒、发热、头晕、头痛、恶心、呕吐、心悸、烦躁;严重者出现昏迷、抽搐、肺水肿、休克、急性肾功能衰竭;对蜂毒过敏者,出现荨麻疹、喉头水肿,可导致窒息和过敏性休克。如不及时抢救,可在数小时或数天内死亡。

三、救治与护理

被蜂螫伤后,尽快拔出毒刺,挤出毒液。蜜蜂刺伤者可用稀氨水或碳酸氢钠溶液冲洗、湿敷。黄蜂刺伤者可用食醋、醋酸等冲洗。有全身反应可口服抗组胺药物或泼尼松。疼痛剧烈时可服镇痛药。有低血压则可皮下注射 1：1000 肾上腺素 0.3~0.5ml,并密切观察。

预防蜂螫伤的措施包括:养蜂人在取蜜时要做好个人防护,不要暴露身体。蜂飞行时不要追捕。教育儿童不要戏弄蜂巢。生活区发现蜂巢要彻底捣毁,但要做好个人防护。

讨论与思考

1. 患者,女性,24 岁,抑郁症。因口服农药被送急诊。查体:躁动,瞳孔缩小,口腔呼出气味有大蒜气味,两肺布满湿啰音。诊断:有机磷农药中毒。问:对该患者目前应采取哪些救护措施? 使用阿托品治疗后,如何判断阿托品化?

2. 患者,男性,28 岁。用木炭在屋内点燃取暖,4h 后被他人发现昏迷,急送入院。诊断:急性一氧化碳中毒。问:该患者发病的机制是什么? 接诊护士应采取什么护理措施?

3. 某高中生在烈日下参加军训 3h 后,出现多汗、疲乏、无力、眩晕、恶心、呕吐、头痛,被送入医院急诊科。查:体温 39.3℃,脉搏 110/min,呼吸 25/min,血压 100/65mmHg,神志清,面色红。问:该学生可能发生了什么情况? 针对该学生的紧急处理措施有哪些?

4. 区别阿托品化及阿托品中毒的临床表现。

5. 说出触电、淹溺、自缢、毒蛇咬伤患者的现场救护要点。

6. 简述冻僵时的复温办法。

7. 高原病有哪些类型? 如何吸氧?

(张慧敏　郭胜利)

第9章

常用救护技术及护理

第一节　机械通气技术及护理

学习要点

1. 机械通气的概述
2. 机械通气、气管内插管、气管切开、动静脉穿刺置管术的适应证与禁忌证
3. 机械通气、气管内插管、气管切开、动静脉穿刺置管术、电除颤、外伤止血、包扎、固定与搬运的操作与护理

一、概　　述

由于各种原因导致呼吸器官不能维持正常的气体交换,发生呼吸障碍时,以机械装置代替或用呼吸机辅助呼吸称作机械通气。机械通气原理是借助呼吸机建立气道口与肺泡间的压力差,给呼吸功能不全的患者以呼吸支持,即利用机械装置来代替、控制或改变自主呼吸运动。在患者自然通气和(或)氧合功能出现障碍时,运用器械(主要是呼吸机)使患者恢复有效通气并改善氧合的方法。机械通气作为一种呼吸支持疗法,是内外科重症监护领域中的重要治疗手段,为治疗原发病提供了时间,极大地提高了对呼吸衰竭的治疗水平。机械通气是临床医学中不可缺少的生命支持手段。近年来,随着对呼吸生理认识的不断深入和计算机技术的发展,推动了机械通气技术在临床的广泛应用。

(一)通气的分类

1. **根据工作动力不同**　手动、气动(以压缩气体为动力)、电动。

2. **根据吸-呼切换方式不同**

(1)定压型(压力切换):呼吸机将一定压力的气流送入肺泡内,达到预定压力时则自动停止送气,待呼吸道压力降至预定呼吸机参数时再次供气。此类呼吸机的缺点是不能保证足够的潮气量,现已很少使用。

(2)定容型(容量切换):呼吸机将预定的气体量送入肺内,然后借肺泡、胸廓的弹性将肺

泡内气体排出体外。此型呼吸机能保证有效的通气量,常用于无自主呼吸或自主呼吸微弱的患者。

(3)混合型:能提供多种供气方式,以间歇正压方式提供通气,同时具有定压和定容的特点。

(4)高频通气型:喷气短促,能迅速改善缺氧症状,但有可能导致二氧化碳的潴留,不适宜长期使用。

3. 按调控方式不同　简单、微电脑控制。

(二)机械通气的模式

(1)间歇正压通气(IPPV):呼吸机均按预定的通气参数给予患者通气,不论患者有无自主呼吸及自主呼吸的强弱。主要适用于无自主呼吸的患者。

(2)同步间歇正压通气(SIMV):患者自主呼吸时触发呼吸机并给予患者一定的压力辅助,以提高通气量。

(3)间歇指令通气(IMV):指患者在自主呼吸的同时给予间歇正压通气,自主呼吸的气流由呼吸机按预定的频率、潮气量、吸气时间供给。

(4)分钟指令性通气(MMV):自主呼吸不稳定的患者,采用分钟指令性通气可获得恒定的每分钟通气量。当患者自主呼吸下降时该系统会主动增加机械通气量。相反,当患者的自主呼吸逐渐恢复时,在没有改变呼吸机参数的情况下会自动降低通气水平。采用该种通气模式可保证患者撤机过程的安全性。

(5)持续正压呼吸(CPAP):在患者自主呼吸的基础上,呼吸机在呼吸两相均给予一定的正压,促使肺泡扩张。主要用于肺不张及阻塞性睡眠呼吸暂停综合征的患者。

(6)呼气末正压通气(PEEP):在控制呼吸的基础上,使气道肺泡在呼气期末仍维持一定的正压,使塌陷的终末细支气管和肺泡扩张,避免肺泡早期闭合,改善通气功能。用于成人呼吸窘迫综合征(ARDS)。

(7)间歇正负压通气(IPNPV):吸气期为正压,呼气末为负压。

(8)高频通气(HFV):通气频率超过正常呼吸频率的 4 倍,成年人大于 60/min。

(9)低频通气(LFV):维持分钟通气量不变,减慢呼吸频率(2~4/min),延长吸气时间(6~20s),增大潮气量(1500~2500ml),对患者行间歇正压通气。

(10)反比通气(IRV):吸气时间长于呼气时间,时间比值为(1~4):1。主要适应于肺硬化或肺纤维化患者。

(11)压力支持通气(PSV):患者自主呼吸期间,当吸气一开始,呼吸机立即送气并使气道内压力迅速上升到预定的压力值,并维持压力在这一水平。当自主吸气流速降至最高吸气流速的 25%时,送气自动停止,患者开始呼气。

(12)压力控制通气(PCV):预先设置气道压和吸气时间。吸气开始时,气流迅速入肺,气道内达到预定压力后,通过反馈系统使气流速度减慢,维持预定压力水平至吸气末,然后呼气。

(三)机械通气的基本设施

1. 简易呼吸器　由呼吸囊、呼吸活瓣、面罩及衔接管组成(图 9-1)。

2. 人工呼吸机　分定容型、定压型、混合型(图 9-2)。

3. 氧气装置、吸痰器、电源。

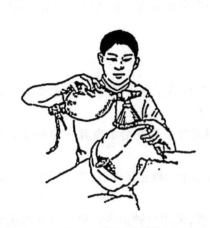

图9-1 简易呼吸器

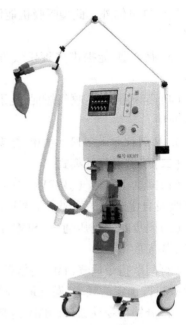

图9-2 人工呼吸机

二、适应证和禁忌证

(一)适应证

1. 机械通气的作用　机械通气可以改善通气、换气,减少呼吸功耗。这决定了机械通气可用于改善下述病理生理状态:

(1)通气泵衰竭:呼吸中枢冲动发放减少和传导障碍;胸廓的机械功能障碍;呼吸肌疲劳。

(2)换气功能障碍:功能残气量减少;V/Q 比例失调;肺血分流增加;弥散障碍。

(3)需强化气道管理者:保持气道通畅,防止窒息;使用某些可致呼吸抑制的药物时。

2. 判断是否行机械通气参考的条件

(1)呼吸衰竭一般治疗方法无效者。

(2)呼吸频率大于 35~40/min 或小于 6~8/min。

(3)呼吸节律异常,自主呼吸微弱甚至消失。

(4)呼吸衰竭伴有严重意识障碍。

(5)严重肺水肿。

(6)PaO_2 低于 50mmHg,尤其是吸氧后仍低于 50mmHg。

(7)$PaCO_2$ 进行性升高,pH 动态下降。

3. 机械通气的适应证

(1)肺部疾病:COPD、ARDS、支气管哮喘、间质性肺病、肺炎、肺栓塞等。

(2)脑部炎症、外伤、肿瘤、脑血管意外、药物中毒等所致中枢性呼吸衰竭。

(3)严重的胸部疾患或呼吸肌无力。

(4)心肺复苏抢救中和复苏后。

（二）机械通气的禁忌证

1. 肺大疱。
2. 未经引流的高压气胸（气胸及纵隔气肿未行引流者）。
3. 大咯血、低血容量性休克。
4. 活动性肺结核。
5. 心源性休克。
6. 缺血性心脏病（如急性心肌梗死）及充血性心力衰竭。

三、使用与护理

（一）呼吸机的使用

1. 呼吸机的选择　不同类型呼吸机的构造、工作原理不同，性能也有差别。临床上应根据不同患者、病情及应用呼吸机时间长短，选择不同的呼吸机。

2. 呼吸机的调节

（1）潮气量：成年人 $8\sim12ml/kg$，儿童 $5\sim6ml/kg$。

（2）呼吸频率：成年人 $12\sim16/min$，新生儿 $40/min$，婴幼儿 $30/min$，学龄儿童 $20/min$。

（3）分钟通气量：成年人 $90\sim120ml/kg$，儿童 $120\sim150ml/kg$。

（4）吸呼时间比（I/E）：吸气时由呼吸机正压送气，而呼气需依赖腹及肺胸弹性回缩完成。为避免呼气不全，一般将 I/E 按 $1:(1.5\sim2)$ 调节。对肺充血水肿、胸膜增厚的限制性通气障碍的呼吸衰竭患者，宜选用较小潮气量，较快频率，I/E 为 $1:(1\sim1.5)$，以减少心脏负担。对哮喘、阻塞性通气障碍呼吸衰竭患者，宜选用较大潮气量，较慢频率，I/E 为 $1:(2\sim3)$，使气体能均匀分布，有效通气量增大。心功能不全宜选择较小潮气量、稍快频率，缩短吸气时间，减少正压通气对心脏的影响。对呼吸窘迫者可适当延长吸气时间，采用吸气末停顿，甚至反比通气，使每次呼吸周期中，肺泡保持张开较长时间以改善弥散。

（5）气道压力：定压型呼吸机靠调节气道压力来获得适当的潮气量，通气时压力的高低是以能维持满意的潮气量，同时又不影响循环为原则，一般成人为 $12\sim20cmH_2O$。在遇到呼吸道阻力高、肺胸顺应性减低的患者，在确保血压稳定的前提下，可将通气压力提高到 $20\sim30cmH_2O$，甚至更高才能确保有效通气，此时应避免气道压力过高导致肺气压过高，引起肺气压伤和影响循环。定容型呼吸机的通气压取决于潮气量、气流速度、呼吸道阻力及肺胸顺应性的综合结果，不能单独调节，通常只要确保适当的每分钟通气量，不必经常调节气道压力。如果通气压力突然降低，可能是通气导管系统漏气；如突然升高可能是导管阻塞。

（6）自发呼吸和机械呼吸的同步：一旦呼吸机与患者呼吸发生对抗，不仅会减少通气量，增加体力消耗，不利于纠正缺氧和二氧化碳潴留，还会增加心脏负担。常用的同步步骤如下：①手法过渡：手压控制呼吸或气囊，按照患者的呼吸频率逐步增加通气量作过渡通气来改善缺氧，降低 CO_2 分压，使患者的自发呼吸逐渐变弱甚至消失后再接上呼吸机。②当其微弱的自发呼吸并不大干扰呼吸机工作时，注意调节呼吸机与之相适应。③适当应用镇静药，如地西泮、吗啡等有助于消除自发呼吸及增加患者对气管导管的耐受力。④对应用镇静药物也难以适应的患者，可采取肌松药物来消除自发呼吸，如箭毒、泮库溴铵（本可松）等。

（7）吸入氧浓度（FiO_2）：长时间吸入高浓度氧会致氧中毒，因为高浓度的氧使肺泡表面活性物质减少，纤毛活动被抑制，肺泡壁增厚，毛细血管充血，通透性增加，导致肺组织间质水肿，透明膜形成,肺泡上皮增生,毛细血管内皮肿胀,而且氧气在细胞内代谢后产生氧自由基,损害细胞膜和线粒体,使胞浆和胞核的酶灭活。因此 FiO_2 一般 40%~50%,不宜超过 60%。如吸痰前后,可短时间提高 FiO_2,待操作完毕情况稳定后,及时调回 FiO_2。

(8)呼吸道湿化:湿化主要目的是防止痰液干涸,保持呼吸道通畅。室温 18~22℃,湿度 50%~70%,加湿器每日湿化液不应少于 250ml,也可通过蒸汽、超声雾化和直接滴注等途径来湿化呼吸道。湿化液需要量既要确保痰液易于咳出、吸出,同时肺底不因湿化过度而出现啰音为宜。同时还需注意湿化蒸发器的温度应在 32~35℃ 为宜,在痰液黏稠时可用氨溴索等祛痰药。若在气管导管或套管中直接滴注,则用生理盐水(内加抗生素或其他祛痰药物)持续滴入,每 24 小时滴入 250ml,或在吸痰时将 5~10ml 生理盐水在患者吸气时缓慢注入,而后吸出,可反复进行。

(9)呼吸道分泌物的吸引:呼吸道有分泌物应及时吸出。①吸痰管外径不应超过气管或套管内径的 1/2。②吸痰前先适当提高 FiO_2。③如果用三通管不停通气,呼吸机供氧可不必提高 FiO_2,把吸痰管插入超过气管导管或外套管 0.5~1cm 处,再用吸引器负压边退边旋转吸痰管进行抽吸。④最初的 3~4cm 要慢些,吸引负压不要超过 19.6kPa(200cmH_2O),每次吸痰时间不要超过 15s。每次吸痰后应该提高 FiO_2,并做 6 次手法过渡深呼吸。⑤当痰不易吸出时可用含有抗生素的生理盐水注入,再做几次过度通气,使药液尽可能分散到终末支气管,吸痰前结合翻身、拍背,使痰液从周边肺野向中心汇集后再吸出,不适当地吸痰会造成缺氧、心律失常、气管黏膜受损、肺泡萎陷和不张、交叉感染等。

3. 呼吸机使用的基本步骤

(1)确定是否有机械通气指征。

(2)判断是否有机械通气的相对禁忌证,进行必要的处理。

(3)确定采用控制呼吸或辅助呼吸。

(4)选择机械通气模式(图 9-3)。

(5)确定机械通气的分钟通气量(MV):机械通气的 MV 为患者应需要的 MV 和实际自主 MV 的差值。

(6)确定补充机械通气 MV 所需的频率(f)、潮气量(TV)和吸气时间(IT):不同呼吸机调节方法不同,但均应调节出这 3 个参数。

(7)确定 FiO_2:一般从 30% 开始,根据 PaO_2 逐渐调整。长时间通气时 FiO_2 不超过 50%。

(8)确定 PEEP:当 FiO_2>60%,而 PaO_2 仍小于 60mmHg,应加用 PEEP,并将 FiO_2 降至 50% 以下。PEEP 的调节原则为从小渐增,达到最好的气体交换和最小的循环影响。

(9)确定报警限和气道压安全阀:不同呼吸机的报警参数不同,参照说明书调节。气道压安全阀或压力限制一般调在维持正压通气峰压之上 5~10cmH_2O。

(10)调节湿化器温度:一般应调至 32~35℃。

(11)调节同步触发灵敏度:根据患者自主吸气力量的大小来调整,一般为-2~-4cmH_2O 或 0.1L/s。

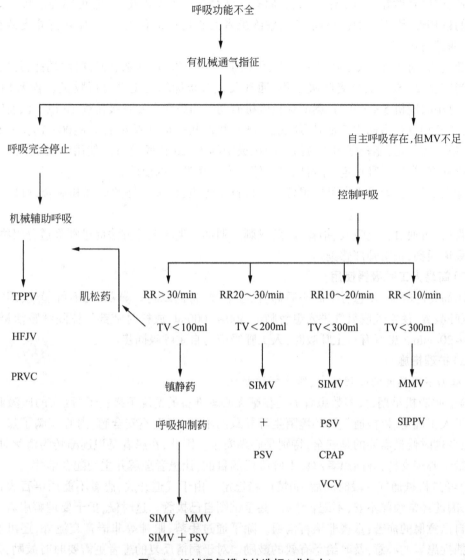

图 9-3　机械通气模式的选择(成年人)

重点提示

　　应用多功能呼吸机时,机械通气 MV 可由不同通气方式提供。参数调节一定要根据患者的实际情况,不要绝对按照规定数值来调节。

4. 呼吸机的撤离

(1)条件:①导致呼吸衰竭的原发病因已解除,患者自主呼吸能力强,咳嗽反射良好。②FiO_2<40%。③血气分析正常。

(2)方法:常用间断撤离法

准备:向患者做好解释工作,尤其是原有慢性肺功能不全的患者,常可能在心理上产生对呼吸机的依赖性,因而要加强心理护理,解除患者的心理负担和顾虑,并加强营养支持和肺功能锻炼(腹式呼吸)等。

间断脱机:对 SIMV 人工呼吸模式者,可减少 SIMV 的呼吸次数,使呼吸肌功能得到较好的锻炼。当减至 2~5/min,患者呼吸平稳,通气及氧合指标均为正常时可脱机。若无 SIMV 装置,则从每小时脱机 5min 开始,逐渐延长脱机时间。当患者自发呼吸持续 1h 以上没有呼吸困难征象,通气和氧合指标均正常时可脱机。呼吸机脱机一般选择在上午 8:00~10:00,此时患者体力、精力较充足,能较好耐受应激。脱机最初的 1~2d 夜间仍可以使用呼吸机,当过渡 2d 患者适应良好、自发呼吸稳定,才可以完全停止人工呼吸机的使用。

拔除人工气道:如果患者可以很好地维持自主呼吸,保证较好的通气和氧合,可以拔除人工气道。

拔管后:可通过雾化吸入、拍背、震荡或刺激咽部产生咳嗽等方法促进呼吸道分泌物排出,保持呼吸道通畅,预防肺部感染。

(二)简易人工呼吸器使用

使用简易呼吸器,使患者平卧头后仰,托起下颌,将面罩与口鼻贴紧,不可漏气,固定好面罩,挤压呼吸囊,使空气或氧气进入患者肺部 500~1000ml,放松时肺部气体随呼吸活瓣排出,频率 16~20/min。患者有自主呼吸时,人工呼吸应与自主呼吸同步。

(三)护理措施

1. 根据不同患者的心理需求,给予舒适护理

(1)上呼吸机早期,大多数患者都是在毫无心理准备的情况下接受了"巨大的应激源",由于建立了人工气道、机械通气及环境陌生等导致的不适,产生不安全感,内心充满了焦虑甚至恐惧,患者这时候最需要的是安全,特别是心理安全。因此,在患者意识逐渐转为清醒时,护士应及时给予心理支持,并向患者解释上呼吸机的目的,让患者理解并主动配合治疗。

(2)经过机械通气一段时间后,病情渐趋稳定。由于气道开放,患者不能用语言表达自己的意愿,因此经常烦躁不安,不配合治疗,甚至试图自己拔管。这时候,护士要理解患者无法充分表达自己意愿的痛苦,重视非语言沟通。除了通过手势、眼神等非语言交流外,还可通过纸笔耐心捕捉患者的心意,及时给予有效的鼓励。对于病情反复的患者更需要时时鼓励,并及时与家属沟通,让家属了解患者的情绪变化,指导家属协同做好患者的安抚工作,让患者在短暂的探视时间内得到有效的亲情支持,保持心情愉快和对疾病积极乐观的态度。

(3)舒适护理贯穿护理全过程。在进行护理技术操作时,护士除了用娴熟的技术提供各种常规的操作外,还注重在技术上改进,减少各种操作带来的不舒适。如吸痰动作注意轻柔,吸痰前后提高吸氧浓度,吸痰时指导患者配合有效咳嗽,采用浅部吸痰法;吸痰避开鼻饲的时间,避免反流及呛咳的发生;注意拍背的手法和力度;注意痰液的性状,避免湿化过度引起频繁咳嗽或湿化不足引起痰液黏稠增加吸痰的困难;定时变更固定气管导管的部位;定时湿润干燥的嘴唇;采取舒适的体位,定时按摩受压的部位;半卧位使全身支撑点增多,患者体重被分散,身体的支撑面加大,重心降低,此体位比较稳定,患者肌肉放松,感觉省力、舒适;定时给予热水浸泡手脚,促进血液循环;治疗之余,给患者听听音乐,舒缓紧张的精神;多与患者握握手,抚摩额头等,给予支持和鼓励;执行每一项操作时,向患者做好解释,赢得他们的主动配合;注重改善周围环境,减少噪声、照明等对患者的不良刺激;有条件的 ICU,最好能单房收治,减少因其

他患者救治护理而产生的刺激;保证充足的人力资源,确保患者得到全方位的优质护理与照顾。

2. 根据病情进行生理护理

(1)密切观察患者意识、生命体征、呼吸形态,定期测定血气分析和电解质,有无自主呼吸及呼吸机是否与之同步,通气量是否合适等。若患者皮肤潮红、多汗、烦躁、血压升高、脉搏加快、表浅静脉充盈消失,提示二氧化碳潴留,通气量不足;若患者出现昏迷、抽搐等碱中毒症状,提示通气过度。及时调整呼吸机使用参数和吸氧浓度。

(2)监测呼吸机运转状态,有无漏气、导管脱落等情况发生。使用气囊套管时,应定期放气,防止气囊对气管壁的过度压迫而造成缺血性坏死。

(3)湿化呼吸道,湿化瓶内及时添加蒸馏水,防止患者气道干燥。鼓励患者咳嗽、深呼吸,协助翻身、叩背,促进排痰。

(4)做好呼吸机接口、管道的消毒工作,病室内湿式打扫,紫外线消毒。

链 接

机械通气的发展更新

近年来,随着对呼吸生理认识的进一步深入,呼吸机和面罩性能的进一步完善和提高,临床治疗经验的进一步成熟和操作流程的进一步规范,无创通气的应用范围不断扩大。无创通气不仅继续应用于阻塞性睡眠呼吸暂停综合征和原发性中枢性低通气疾病,在神经-肌肉疾病以及慢性阻塞性肺疾病呼吸衰竭患者的应用范围也不断扩大,对危重支气管哮喘患者也显示了一定的抢救价值。当代科学技术的迅猛发展,促进了呼吸机的不断更新换代。新一代呼吸机联合应用了电脑(微处理机)、高精度微传感器、快速反应的活瓣(阀门)系统这 3 项技术,使呼吸机的性能在自动调控、自动监测、安全性和无创伤性等方面有了长足的进步。通气模式的不断增多,机械通气临床应用策略的深入研究,人-机协调技术的改进,以及监测和报警技术的完善,促进了机械通气技术的全面发展。如何将这些技术及时应用于临床,使广大患者受益,则有赖于临床医务工作者对新知识、新技术的不断了解,并在医疗工作中实践和总结。

第二节 气管内插管术

气管内插管术是指将特制的气管导管,通过口腔或鼻腔插入患者气管内的一种操作方法。是气管内麻醉、抢救患者、心肺复苏及呼吸治疗的一项必要技术,也是保持上呼吸道通畅的最可靠手段。

气管内插管术包括气管内插管和气管切开置管。气管内插管的优点:保持呼吸道通畅,便于清除气管支气管内分泌物,便于实施辅助呼吸和人工呼吸。

一、适应证与禁忌证

(一)适应证

1. 呼吸功能不全或呼吸困难综合征,需行人工加压给氧和辅助呼吸者。

2. 呼吸、心搏骤停行心脑肺复苏者,呼吸衰竭需要进行机械通气者,药物中毒以及新生儿严重窒息时,都必须行气管内插管。

3. 呼吸道分泌物不能自行咳出,需行气管内吸引者。

4. 各种全身麻醉或静脉复合麻醉手术者。

5. 某些特殊麻醉,如并用降温术、降压术及静脉普鲁卡因复合麻醉等。

6. 颌面部、颈部、颅内、胸部等大手术,呼吸道难以保持通畅者。

7. 婴幼儿气管切开前需行气管定位者。

8. 新生儿的窒息复苏。

(二)禁忌证

1. 绝对禁忌证　喉头水肿、急性喉炎、喉头黏膜下血肿等,此类患者插管可造成损伤、出血,在面罩给氧下进行气管切开较安全。

2. 相对禁忌证

(1)咽喉部烧灼伤、肿瘤、异物。

(2)主动脉瘤压迫气管者,插管可致主动脉瘤破裂。

(3)下呼吸道分泌物潴留所致呼吸困难,难以从插管内清除者,应做气管切开。

(4)颈椎骨折、脱位。

(5)出血性血液病,如血友病,血小板减少性紫癜等。

二、操作方法

(一)物品准备

1. 喉镜　有成年人、儿童、幼儿 3 种规格。镜片有直、弯两种类型,成年人常用弯型镜片,它在暴露声门时不必挑起会厌,可减少对迷走神经的刺激。

2. 气管导管　多采用带气囊的硅胶管(保证气囊良好),其长度粗细要根据具体情况选择。经口插管时成年男性一般用 36~40 号,女性用 32~36 号。鼻腔插管应小 2~3 号,且不带套囊。小儿可按年龄选定导管号:1~7 岁,导管号=年龄+19;8~10 岁,导管号=年龄+18;11~14 岁,导管号=年龄+16。

3. 导管管芯　可用金属条(铜、铝、铁丝皆可)。长度适当,以插入导管后远端距离导管开口 0.5~1cm 为宜。

4. 其他　另备牙垫、喷雾器(内装 1% 丁卡因或其他局部麻醉药)、10ml 注射器及注气针头、血管钳或夹子、胶布、消毒凡士林、听诊器、吸痰管。鼻腔插管时还应另备插管钳。

除气管插管盘外,还需备好简易呼吸器或吸引器等。

(二)插管前检查与评估

插管前应常规实施有关检查,包括检查鼻腔、牙齿、张口度、颈部活动度、咽喉部情况等,并明确下列问题。

1. 选用何种插管途径:经口插管或经鼻插管。

2. 是否存在插管困难问题,需采取何种插管方法来解决。

(三)操作

根据插管途径可分为经鼻腔插管和经口腔插管。根据插管时是否用喉镜显露声门,分为明视插管和盲探插管。

1. 经口明视插管术 是临床应用最广泛的一种气管内插管法,借助喉镜在直视下暴露声门后,将导管经口腔插入气管内。

(1)患者取仰卧位,将头后仰,双手将下颌向前、向上托起以使口张开,或以右手拇指对着下齿列、示指对着上齿列,借旋转力量使口腔张开。

(2)左手持喉镜柄将喉镜片由右口角放入口腔,将舌体推向左侧,可见到腭垂。将镜片垂直提起前进,直到会厌显露,挑起会厌以显露声门。

(3)如采用弯镜片插管则将镜片置于会厌与舌根交界处(会厌谷),用力向前上方提起,使舌骨会厌韧带紧张,会厌翘起紧贴喉镜片,即显露声门(图 9-4)。如用直镜片插管,应直接挑起会厌,声门即可显露(图 9-5)。

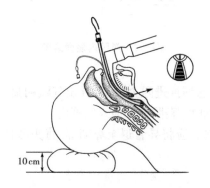

图 9-4 经口明视插管(弯镜片)

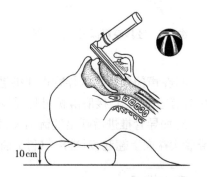

图 9-5 经口明视插管(直镜片)

(4)以右手拇指、示指及中指如持笔式持住导管的中上段,由右口角进入口腔,直到导管接近喉头时再将管端移至喉镜片处,同时双目经过镜片与管壁间的狭窄间隙,监视导管前进方向,准确轻巧地将导管尖端插入声门。借助管芯插管时,当导管尖端入声门后,应拔出管芯后再将导管插入气管内。导管插入气管内的深度,成年人为 4~5cm,导管尖端至门齿的距离为18~22cm。

(5)插管完成后,要确认导管已进入气管内再固定。确认方法有:①压胸部时,导管口有气流。②人工呼吸时,可见双侧胸廓对称起伏,并可听到清晰的肺泡呼吸音。③如用透明导管时,吸气时管壁清亮,呼气时可见明显的"白雾"样变化。④患者如有自主呼吸,接麻醉机后可见呼吸囊随呼吸而伸缩。

(6)固定:证实导管已经准确插入气管后,用胶布妥善固定导管和牙垫。

(7)套囊充气:用注射器向气管导管前段的套囊内注入适量的空气(一般 3~5ml),注入气量不宜过多,以气囊恰好封闭气道而不漏气为宜,以免机械呼吸器在向肺内送气时漏气,也可防止呕吐物吸入气管内。

2. 经鼻腔盲探气管内插管方法 将气管导管经鼻腔在非明视条件下,插入气管内(图 9-6)。

(1)插管时必须保留自主呼吸,可根据呼出气流的强弱来判断导管前进的方向。

(2)以 1%丁卡因作鼻腔内表面麻醉(图 9-7),并滴入 3%麻黄碱使鼻腔黏膜的血管收缩,以增加鼻腔容积,减少出血。

(3)选用合适管径的气管导管,以右手持管插入鼻腔。在插管过程中,边前进边侧耳听呼出气流的强弱,同时左手调整患者头部位置,以寻找呼出气流最强的位置。

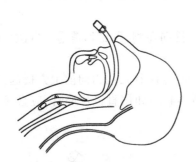

图 9-6　经鼻腔盲探气管内插管

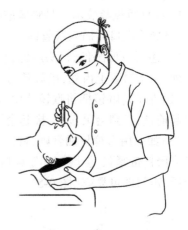

图 9-7　鼻腔内表面麻醉

（4）在声门张开时将导管迅速推进。导管进入声门感到推进阻力减小，呼出气流明显，有时患者有咳嗽反射，接麻醉机可见呼吸囊随患者呼吸而伸缩，表明导管插入气管内。

（5）如导管推进后呼出气流消失，为插入食管的表现。应将导管退至鼻咽部，将头部稍仰使导管尖端向上翘起，对准声门利于插入。

重点提示

气管插管患者应头部稍后仰，以减轻插管对咽后壁的压迫。气管插管应妥善固定，避免随呼吸运动使导管上下滑动而损伤气管黏膜。选用适当的牙垫，避免患者将导管咬扁。做好标记并记录气管插管的刻度，随时观察标记是否改变，做到班班交接。插管后改变体位时应仔细检查导管插入深度，并常规听诊两肺的呼吸音情况。

三、护　理

为满足患者的身心需要，护理人员在术前以及术后均需对气管插管患者进行耐心、细致、专业的护理。

（一）防止医源性感染

1. 严格执行无菌操作及消毒隔离制度，操作前后按"六部洗手法"彻底洗净双手。

2. 保持患者气道湿化，雾化吸入每 6 小时 1 次；患者口鼻部用双层敷料覆盖等。

3. 掌握吸痰技术，严格规范操作。

4. 气管切开的局部保持清洁、干燥。

5. 有效地翻身、叩背，协助排痰，防止坠积性肺炎发生。

6. 口腔护理。

（二）对患者躁动的预防及护理

1. 密切观察患者，选用合适的约束具，如床档、约束带等，确保患者安全。

2. 术后患者给予有效的镇痛。

3. 减少各种刺激，消除引起躁动的因素。

（三）对患者进行适当的心理调适

1. 术前向患者及家属解释气管插管的必要性、可能的感受、配合要求。

2. 术后通过护患交流调适心理行为。

第三节　气管切开术

> ✚ **案例分析**
>
> 　　患者男性，55 岁。既往高血压病 10 余年，昨日脑出血入院，诊断脑干出血。入院后予紧急开颅术，并因呼吸困难而做气管切开术。
>
> 　　请分析：1. 气管切开术可能有哪些并发症？
>
> 　　　　　　2. 护士该如何为患者做好气管切开术的护理？

　　气管切开术系切开颈段气管放入金属气管套管，以解除喉源性呼吸困难、呼吸机工作失常或下呼吸道分泌物潴留所致呼吸困难的一种常见手术。

一、适应证与禁忌证

（一）适应证

1. 急、慢性喉阻塞　如急性喉炎、白喉、喉头水肿、异物、咽喉部肿瘤、瘢痕狭窄等导致的缺氧窒息。

2. 下呼吸道分泌物潴留造成的呼吸困难　各种原因引起的昏迷、下呼吸道炎症、胸部外伤或手术后不能有效地排痰以致下呼吸道分泌物阻塞者，如：颅脑外伤，颅内或周围神经疾患，破伤风，呼吸道烧伤，重大胸、腹部手术后所致的咳嗽、排痰功能减退或喉麻痹。

3. 肺功能不全　重度肺源性心脏病，脊髓灰质炎等所致呼吸肌麻痹。

4. 上呼吸道阻塞　如喉外伤，颌面、咽喉部大手术后。

5. 呼吸道异物　无法经口取出者。

> **重点提示**
>
> 　　气管切开在临床用于抢救生命垂危的患者时无禁忌证。

（二）禁忌证

1. 甲状腺肿大，如甲状腺功能亢进症或甲状腺癌等。

2. 无法张口。

3. 穿刺点肿瘤、切开部位以下占位性病变，如巨大甲状腺肿、气管肿瘤等。

4. 严重凝血功能障碍，如弥散性血管内凝血、特发性血小板减少症等。

5. 不合作患者。

6. 切开部位有感染或化脓性病变。

二、操作方法

气管切开术分常规气管切开术和环甲膜切开术 2 种。术前应做好充分准备,并应备好氧气、吸引器、气管插管或气管镜,以及各种抢救药品。对于小儿,特别是婴幼儿,术前应先行插管或置入气管镜,待呼吸困难缓解后,再做气管切开,更为安全。

(一)物品准备

1. 气管切开包　弯盘 1 个,药杯 1 个,5ml 注射器 1 支,6 号、7 号针头各 1 个,刀柄 2 个,尖头刀片和圆头刀片各 1 片,气管钩 2 个,有齿镊 2 把,无齿镊 1 把,蚊式钳 4 把,手术剪刀 2 把(尖头、弯头各 1 把),拉钩 4 个(大小各 2 个),持针钳 1 把,三角缝针 2 根,洞巾 1 块,气管垫 2 块,线卷 2 卷,气管套管 1 套(小儿用 0~3 号、成年人用 4~6 号)。

2. 其他用物　无菌手套、皮肤消毒剂、1% 普鲁卡因、生理盐水、照明灯等。

(二)气管切开术

1. 体位　一般取仰卧位,肩下垫一小枕,头后仰(图 9-8),使气管贴近皮肤,充分暴露,以利于手术。助手坐于头侧,以固定头部,保持正中位。常规消毒,铺无菌巾。

2. 麻醉　采用局部麻醉。沿颈前正中上自甲状软骨下缘下至胸骨上窝,一般应用 1% 普鲁卡因局部麻醉。显露气管后做气管穿刺时,可向内滴入 1%~2% 丁卡因 0.2~0.3ml,进行气管黏膜的麻醉。情况紧急,或患者已处于昏迷状态时,可不用麻醉。

3. 切口　多采用直切口,自甲状软骨下缘至接近胸骨上窝处,沿颈前正中线切开皮肤和皮下组织。

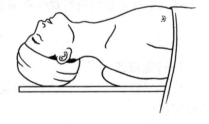

图 9-8　气管切开体位

4. 分离气管前组织　用血管钳沿中线分离胸骨舌骨肌及胸骨甲状肌,暴露甲状腺峡部。若峡部过宽,可在其下缘稍加分离,用小钩将峡部向上牵引,必要时也可将峡部夹持切断缝扎,以便暴露气管。分离过程中,两个拉钩用力应均匀,使手术野始终保持在中线,并经常以手指探查环状软骨及气管,是否保持在正中位置(图 9-9)。

5. 切开气管　确定气管后,一般于第 2~4 气管环处,用尖头手术刀片自下向上挑开 2 个气管环(图 9-10),刀尖勿插入过深,以免刺伤气管后壁和食管前壁,引起气管食管瘘。若切开第 4~5 气管环,则为低位气管切开术。

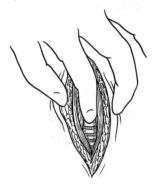

图 9-9　探查环状软骨及气管

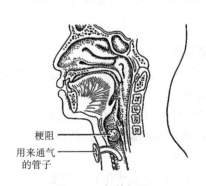

梗阻
用来通气
的管子

图 9-10　气管切开

6. 插入气管套管　气管套管包括外套管、内套管、管芯(图 9-11)。以弯钳或气管切口扩张器,撑开气管切口,插入大小适合,带有管芯的气管套管,插入后立即取出管芯,放入内管(图 9-12)。吸净分泌物,并检查有无出血。

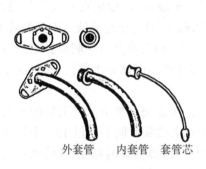

外套管　内套管　套管芯

图 9-11　气管套管

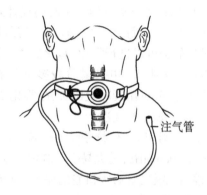

注气管

图 9-12　气管切开插管

7. 创口处理　气管套管上的带子系于颈部,打成死结以牢固固定。切口一般不缝合,以免引起皮下气肿。最后用一块开口纱布垫于伤口与套管之间。

(三)环甲膜切开术

环甲膜切开术是上呼吸道梗阻时开放气道的急救措施之一,可为常规气管切开术赢得时间。

1. 于甲状软骨和环状软骨间切一长 2~4cm 的横行皮肤切口,于接近环状软骨处切开环甲膜,以弯血管钳扩张切口,插入气管套管或橡胶管(或塑料管),并妥善固定。

2. 手术时应避免损伤环状软骨,以免术后引起喉狭窄。

3. 环甲膜切开术后的插管时间,一般不应超过 24h。

4. 对情况十分紧急者,也可用粗针头经环甲膜直接刺入声门下区,亦可暂时减轻喉阻塞症状。穿刺深度要掌握恰当,防止刺入气管后壁。

重点提示

气管切开后要密切观察、强化呼吸道管理,保持呼吸道通畅。加强吸痰及湿化雾化是气管切开护理中的最关键措施,要引起足够重视。

三、护　理

(一)患者护理

1. 环境要求　病室温度保持 18~22℃,湿度 50%~70%,必要时用加湿器。每日空气消毒 2 次,每次 30min,地面消毒每日 2 次,尽量减少探视。

2. 床旁备好急救用品　凡紧急行气管切开的患者,床头须备有吸痰器、给氧装置、血管钳、照明灯、气管切开包等,以备气管套管阻塞或脱出时急用。

3. 密切观察病情 观察生命体征,注意有无皮下气肿、纵隔气肿、气胸、出血(包括切口及气管内)、气管-食管瘘、切口感染等并发症的发生。出现异常情况,及时报告医师,并积极配合做好处理。

4. 保持呼吸道湿润 定时向气管内滴入少量的生理盐水(可加入适量抗生素或化痰液),每 2 小时一次,每次 2~3 滴。管口覆以呋喃西林或生理盐水纱布,以增加吸入气体的湿度。有条件的也可以进行雾化,雾化穿透力强,水汽能直接进入肺泡,这是湿化滴液达不到的效果。但雾化时因吸入气中水蒸气较多而会使患者氧分压相对降低,同时热蒸汽能刺激黏膜的分泌使痰液增多,可出现呼吸困难,故雾化要根据痰液的黏稠程度调整时间和次数,一般每次不超过 20min,每天 2~4 次。

5. 定时吸痰,保持呼吸道通畅 操作时注意无菌原则,防止交叉感染。吸引器的压力不宜超过 200mmHg,过大易引起肺泡萎缩,加重缺氧。吸痰每次抽吸时间不超过 15s,手法要轻柔,遵循先吸气管后吸口腔的原则。吸痰前后应增加氧浓度,以提高氧饱和度,以防吸痰过程中机体加重缺氧。

6. 正确给氧 给气管切开患者吸氧时,不可将氧气导管直接插入内套管内,而须用"丁"字形管或氧罩。

(二)管套护理

1. 妥善固定气管套管 应经常检查、调节固定带的松紧度,以在固定带与皮肤之间能伸进一指为宜。太松套管容易滑脱,太紧影响血液循环。

2. 内外套管护理 保持内外套管清洁,根据分泌物的多少及黏稠程度,一般每隔 1~4 小时将内套管取出,煮沸消毒 1 次。取出内套管时间不宜超过 0.5h。外套管最易污染,可定时用酒精棉签擦拭,外口保持清洁无干痂。对应用低容量高压力气囊充气者,应每隔 3~4 小时放气 1 次,每次放气 10~15min,以防气管黏膜压迫时间过长而导致局部黏膜糜烂、溃疡和坏死。

(三)拔管护理

病情好转后可试行拔管。先将气囊放气,然后试堵内套管管口,逐步由堵 1/3、1/2 至全堵。堵管栓子要牢固,防止吸入气管。堵管期间要密切观察患者的呼吸,如出现呼吸困难,应及时去除堵管栓子。如全堵 24~48h 后患者呼吸平稳、发音正常,即可拔管。拔管后,消毒伤口周围皮肤,用蝶形胶布拉拢对合伤口(不必缝合),然后再盖以无菌纱布,2~3d 后创口即可愈合。

第四节 动、静脉穿刺置管术

一、静脉穿刺置管术及护理

深静脉穿刺留置导管是重症监护中常用的操作技术之一,是危重、大手术及慢性消耗性疾病患者进行中心静脉压监测、输液、输血、血液透析和实施完全胃肠外营养最有效的途径之一。由于其具有保留时间长、操作简单、输液种类广泛、导管弹性好等优点,已广泛应用于临床。

(一)适应证与禁忌证

1. 适应证

(1)周围循环衰竭导致外周静脉穿刺困难者。

（2）需要长期输液、留取血标本者。

（3）需大量、快速扩容者。

（4）需行胃肠外营养支持治疗者。

（5）药物治疗（化疗药物、高渗性和刺激性药物）。

（6）行血液透析和血浆置换术的患者。

（7）休克、心功能不全、大手术、其他危重病抢救时，需测中心静脉压（CVP）者。

2. 禁忌证

（1）严重的凝血功能障碍，有出血倾向者。

（2）穿刺部位有感染者。

（二）用品准备

1. 清洁盘一个、无菌生理盐水一瓶、无菌 5ml 注射器及针头、2% 利多卡因 1 支（或 1% 普鲁卡因 1 支，需做好药物过敏试验）。

2. 中心静脉穿刺包：合适型号的中心静脉导管、穿刺套管、扩张管、导引钢丝各 1 根，无菌敷贴，手术缝线，缝针。

（三）操作方法

> **重点提示**
>
> 各种静脉穿刺置管术在操作时须注意防止空气进入静脉造成空气栓塞。不同部位的静脉穿刺方法采用的体位、手法、进针角度不同。要严格执行无菌操作。

1. 颈内静脉穿刺置管术

解剖特点：颈内静脉续于乙状窦，上端伴颈内动脉，继沿颈总动脉外侧下行，然后转至前外侧，在胸锁关节后方与锁骨下静脉汇合成无名静脉，全长几乎均为胸锁乳突肌覆盖。颈内静脉位置固定，其壁附着于颈动脉鞘，管腔不易闭锁，在休克的情况下不易塌陷。右侧颈内静脉较左侧粗而直，且与右心房几乎成一条直线。故颈内静脉为中心静脉插管首选的穿刺部位。

（1）体位：患者肩背部垫一薄枕以充分暴露颈部，取头低 15°～30° 仰卧位，头后仰并转向穿刺点对侧，双上肢置于躯体两侧。

（2）穿刺点：右颈内静脉粗直，易穿刺成功。同时，右侧胸膜顶较左侧低，且无胸导管，故穿刺并发症少。根据穿刺点与胸锁乳突肌的关系可有三个穿刺点：①由胸锁乳突肌的胸骨头、锁骨头和锁骨上缘所组成的三角区，在该区的顶点进针。②在胸锁乳突肌前缘中点或稍上方进针（该点距前正中线约 3cm）。③在胸锁乳突肌后缘中、下 1/3 交界处进针。

（3）穿刺前准备：按无菌操作要求局部常规消毒、铺无菌洞巾，检查中心静脉导管及套管针是否完好并用生理盐水冲洗，用抽有局部麻醉药的注射器接长针头在选定的穿刺点行皮下局部浸润麻醉。

（4）置管步骤：①进针。操作者正对患者头部，用左手示指（食指）定位，右手持穿刺套管针，针身与皮面成 30° 角，指向同侧胸锁关节的下后方缓慢进针，边进针边回抽，见到回血通畅表明已进入颈内静脉。②置管。进入颈内静脉后，用左手固定穿刺针，右手经穿刺针尾插入导引钢丝至预计深度后退出穿刺针。在导引钢丝引导下捻转插入中心静脉导管，至所要求的深度后,取出导引钢丝,抽回血后连接测压管或输液管。③固定。用透明薄膜敷贴固定,对导管固定困难者,可行缝合固定。

(5)注意事项:①要把握好穿刺针的进针方向,不能过于偏外,以免损伤淋巴导管或胸导管(左侧进针者),亦不能向后过度倾斜以免损伤胸膜顶造成气胸;②穿刺插管时要注意防止空气进入形成空气栓塞。

2. 锁骨下静脉穿刺置管术

解剖特点:锁骨下静脉位于锁骨中段的后方,肋骨、锁骨、斜方肌三角内。其自第1肋骨外缘续腋静脉,向内跨第1肋骨上方,经锁骨中段的后方,至胸锁关节后与颈内静脉汇合成头臂静脉。其汇合处向外上方开放的角叫静脉角。锁骨下静脉位置固定,其前有锁骨,后有前斜角肌,锁骨下动脉伴行其后方。其管腔大,利于静脉穿刺,可长期置管输液,但管壁不易回缩,若术中不慎易进入空气导致气栓。根据解剖特点有经锁骨上穿刺法和经锁骨下穿刺法2种穿刺置管方法。

(1)经锁骨上穿刺法

体位:患者肩背部垫薄枕,取头低肩高的仰卧位(或床尾抬高15°~25°),头转向穿刺点对侧,穿刺侧肩部略上提外展,锁骨突出并使锁骨与第1肋骨之间的间隙扩大,静脉充盈,有利于穿刺,不易发生空气栓塞。大出血、休克患者应采用头低脚高位,心功能不全者可采用半卧位。

穿刺点:一般选右锁骨下静脉穿刺,以防伤及胸导管。取胸锁乳突肌锁骨头外侧缘与锁骨上缘所形成的夹角,该角平分线的顶端或其后0.5~1.0cm处为穿刺点(胸锁乳突肌锁骨头外侧缘,锁骨上方约1cm处为穿刺点)。

穿刺前准备:同颈内静脉穿刺。

置管步骤:①进针。操作者位于患者右侧颈旁,在选定的穿刺部位行局部浸润麻醉后进针。以左手示指和拇指固定穿刺部位皮肤,右手持针穿刺。穿刺针头应指向胸锁关节,进针角度为30°~40°,边缓慢进针边回抽,一般进针2.5~4cm,见静脉回血后再稍插入少许即达锁骨下静脉。②置管。进入锁骨下静脉后,用左手固定穿刺针,右手经穿刺针尾插入导引钢丝至预计深度后退出穿刺针。在导引钢丝引导下捻转插入中心静脉导管,至所要求的深度后,取出导引钢丝,抽回血后连接测压或输液管。③固定。用透明薄膜敷贴固定,必要时可缝合固定导管,无菌敷料包扎。

注意事项:①穿刺方向始终朝向胸锁关节,不可指向后下方,以免损伤胸膜及肺;②与颈内静脉相同,锁骨下静脉离心脏较近,当右心房舒张时,其压力较低,操作与输液时要严防空气进入发生空气栓塞。

(2)经锁骨下穿刺法

体位:患者取去枕仰卧位(肩下垫小枕),头偏向对侧,穿刺侧的上肢外展45°,也可将床尾抬高,以利于穿刺时血液向针内回流,避免空气进入静脉发生气栓。

穿刺点:一般选右侧穿刺。可选锁骨中点,锁骨下方约1cm处为穿刺点,或者选取锁骨中、内1/3交界锁骨下方1cm处为穿刺点。

穿刺前准备:同颈内静脉穿刺。

置管步骤:①进针。操作者位于患者右侧颈旁,在选定的穿刺部位行局部浸润麻醉后进针。针尖指向头部方向(胸锁关节方向),与胸骨纵向约成45°,贴近胸壁平面15°,沿锁骨与第1肋骨间隙缓慢进针,边进针边回抽,至有落空感,见有暗红色血液,提示穿刺针已进入锁骨下静脉。②置管、固定。同经锁骨上穿刺法。

注意事项:①针尖不可过度向上向后,以免伤及胸膜;②锁骨下静脉与颈内静脉交界处恰为针尖所对处,故不可大幅度进针;③防止空气进入。

3. 股静脉穿刺置管术

解剖特点:股静脉是下肢的主要静脉干,其上段位于股三角内。股三角的上界为腹股沟韧带,外侧界为缝匠肌的内侧缘,内侧界为长收肌的内侧缘,前壁为阔筋膜,后壁凹陷,由髂腰肌与耻骨肌及其筋膜所组成。股三角内的血管、神经排列关系是:股动脉居中,外侧为股神经,内侧为股静脉。寻找股静脉时应以搏动的股动脉为标志。

(1)体位:患者仰卧位,膝关节稍屈曲,臀部稍抬高,大腿外展与身体长轴成 45°。

(2)穿刺点:腹股沟韧带中点下方股动脉搏动最明显处的内侧 0.5~1cm 处。为便于操作常选择右侧股静脉穿刺。

(3)穿刺前准备:同颈内静脉穿刺法。

(4)置管步骤:①进针。以左手示指和中指在腹股沟韧带中点下方找到搏动的股动脉,其内侧为股静脉。然后用左手示指、拇指均匀用力分开压迫固定好股静脉,右手持穿刺针,从确定的穿刺点垂直刺入或与皮肤成 45°角向上刺入,边缓慢进针边回抽,若见暗红色回血且回血通畅,提示穿刺针已刺入股静脉内(如无回血,可缓慢退回针头,稍改变进针方向及深度,再行穿刺,直至抽得回血,确定穿刺针已进入股静脉)。②置管。左手固定穿刺针,右手经穿刺针尾插入导引钢丝至预计深度(深度一般不超过 15~20cm)后退出穿刺针。在导引钢丝引导下捻转插入中心静脉导管,至所要求的深度后,取出导引钢丝,抽回血后连接测压或输液管。③固定。用透明薄膜敷贴固定,必要时可缝合固定导管,无菌敷料包扎。

(四)常见并发症

颈内静脉、锁骨下静脉穿刺时,如损伤胸膜、肺组织,可引起气胸;损伤胸壁、胸腔血管,可引起血胸。静脉导管护理不当,可引起感染、血栓栓塞、空气栓塞等并发症。如输液速度过快,可引起心功能不全、急性肺水肿等并发症。

(五)护理

1. 术前护理

(1)向患者和家属做好解释工作,说明静脉置管术的必要性、配合要求,同时说明术中及术后可能出现的并发症。

(2)协助患者按不同部位穿刺要求取正确卧位,这是保证穿刺成功的重要因素。

2. 术中护理

(1)严格执行无菌操作技术,以防医源性感染的发生。

(2)手术操作要规范、轻巧、谨慎,进针不可过深,严防发生气胸、血胸、气栓等并发症,密切观察病情变化。当患者出现呼吸困难,穿刺侧呼吸音减弱,或有恶心、呕吐、心悸、局部出血等症状时,则提示有发生并发症的可能,应立即停止穿刺并予进行相应处理。

3. 术后护理

(1)保持管道通畅:当导管内有回血,应迅速处理,先抽出回血,然后用 10~100U/ml 稀释肝素液冲管,以防导管内凝血。当导管内有回血并凝结时切记不可将回血推进静脉,防止血凝块进入血液循环引起血栓栓塞等严重后果。

(2)保证管道封闭及有液体充盈:因腔静脉压力较周围静脉压力低,甚至常为负压,易使空气进入形成气栓甚至突然死亡,故输液时绝对不能使液体输空或接头脱落。更换药液或需静脉推注药液时须先用封管卡封闭管道,再进行上述操作,以免引起空气栓塞。

(3)封管和接管:每日输液接管时,先消毒肝素帽,用注射器抽到回血后,插入输液针头即可。输液完毕后,以 10~100U/ml 稀释肝素液 2~5ml 正压封管,每 12 小时封管 1 次。同时要严密监控输入脂肪乳剂,不可放在最后一瓶输入。需输血的患者,每次输血后更换肝素帽。正常情况每周更换一次肝素帽。

(4)控制静脉推注用药的速度:因导管置于上腔静脉近右心房处,若速度过快,易引起心律失常等反应。

(5)留置时间与拔管:一般情况下,导管留置时间以不超过 6~8W 为宜。严格掌握拔管指征,及时拔管。拔管后局部加压 5~10min,用无菌敷料覆盖 24h。颈内静脉置管者,拔管时应嘱其屏气后轻缓地拔除。

二、动脉穿刺置管术及护理

(一)适应证与禁忌证

1. 适应证

(1)重度休克、严重高血压、心肌梗死等血流动力学不稳定者。

(2)危重患者和大手术后需持续行血压监测者。

(3)需反复动脉采血检验,如血气分析监测等。

(4)需进行某些特殊治疗者,如恶性肿瘤经动脉注射化疗药物行区域性化疗(介入治疗)、肾衰竭血液透析治疗、急性中毒血液灌流等。

(5)施行某些特殊检查,如动脉造影、左心室造影等。

2. 禁忌证

(1)有出血倾向或高凝状态。

(2)穿刺处局部有感染。

(3)侧支循环差(Allen 试验阳性)。以桡动脉为例,患者手臂抬高,连续做握拳与放松动作交替 3 次,然后检查者双手分别压迫尺、桡动脉直至远端皮肤发白,再放低手臂,同时松开对尺动脉的压迫,观察无端皮肤色泽转红时间:①0~5s 表示血循环良好,5~7s 属正常,8~15s 属可疑,>15s 则表示供血不足;②>15s 称为 Allen 试验阳性。

(二)物品准备

1. 清洁盘 1 个,内放皮肤消毒用物、无菌生理盐水 1 瓶、肝素注射液 1 支、一次性无菌注射器及针头、2% 利多卡因(或 1% 普鲁卡因 1 支,需做好药物过敏试验)、无菌手套、无菌敷贴、无菌三通开关、导管连接管等。

2. 无菌动脉穿刺插管包 弯盘 1 个、洞巾 1 块、纱布 4 块、动脉穿刺套管针(成年人用 20G、儿童用 22G、新生儿用 24G)。

3. 动脉压监测仪

(三)操作方法

1. 穿刺部位 以左手桡动脉为首选,其他部位可选择股动脉、肱动脉等。

2. 具体步骤

(1)充分暴露穿刺部位并适当固定。如桡动脉穿刺者,患者腕下垫软垫,手心向上,自然放松。

（2）常规消毒局部皮肤,术者戴无菌手套,铺洞巾。使用插管套管针者,以 1% 普鲁卡因在穿刺部位做局部浸润麻醉。

（3）于动脉搏动最明显处,以左手示指、中指固定选择穿刺的动脉,两指间距约 1cm 进针。

（4）右手持注射器或动脉插管套针(已用肝素生理盐水稀释液冲注),将穿刺针与皮肤成 15°~30° 朝向近心端斜刺,将针稳稳地刺向动脉搏动点,如针尖部有搏动感,则表示已触及动脉,再快速推进少许,即可刺入动脉。如为采集血标本,此时鲜红动脉血回流,待注射器内动脉血回流至所需要量时即可拔针,以无菌纱布压迫穿刺点至少 5min,以防出血。若为动脉插管,则应退出针芯少许,如见动脉血喷出,应立即将外套管继续推进少许,使之深入动脉腔内以免脱出。然后根据需要退出针芯并迅速接上动脉监测仪或动脉加压输血装置等,用无菌薄膜敷贴固定。如拔出针芯后无回血,可将外套管缓慢后退,直至有动脉血喷出。如无动脉血喷出,则可将外套管退至皮下插入针芯,重新穿刺。

重点提示

不同的动脉穿刺部位,应根据局部解剖结构、动脉深度等不同,选择刺入皮肤的角度。

（四）护理

1. 妥善固定,以防移动或脱落。

2. 严格执行无菌操作原则,以防感染。每日消毒穿刺处皮肤,更换无菌敷料、三通开关、测压连接管。

3. 保持导管通畅,导管、测压连接管内保持有肝素稀释液充分灌注,以免血栓形成和栓塞。

4. 密切观察,若导管内发现凝血须及时抽出,不可注入。

第五节　电除颤的操作及护理

一、概　　述

电除颤是指用较强的脉冲电流通过心脏来治疗异位性快速心律失常,使之恢复窦性心律的方法,称为电击除颤或心电复律术。原理是用外加的高能量脉冲电流通过心脏,使全部或大部分心肌细胞在瞬间同时除极,造成心脏电活动短暂停止,然后由自律性最高的起搏点(窦房结)重新控制心脏节律的治疗过程。最早用于消除心室颤动,故亦称心脏电除颤。

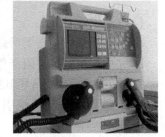

图 9-13　除颤仪

（一）除颤仪的装置

除颤仪(心脏电复律器,图 9-13)是用于心脏电复律的装置,目前常用的为直流电心脏电复律器,由电极(除颤仪均应配有大小 2 对电极板,大的适用于成年人,小的适用于儿童)、除颤、同步触发、心电示波、电源等几部分组成,功率范围 200~360J,是心搏骤停抢救中必要的、有效的方法。

重点提示

除颤仪作为急救设备,须始终保持良好性能,蓄电池要储电充足,才能保证紧急情况下随时实施紧急除颤。

(二)除颤时间与抢救成功率的关系

在心脏性猝死发生后,除颤越早疗效越好。在心搏骤停后1min内进行电除颤,患者存活率可达90%,每延迟除颤1min,复苏的成功率将下降7%~10%。5min后除颤成功率下降到50%左右,7min后成功率约为30%,9~11min后成功率约为10%,而超过12min则只有2%~5%的复苏成功率。心脏停搏后前4~6min心脏未能复搏,患者将会出现不可逆性的脑损害。

(三)电除颤的分类

1. 根据脉冲电流的释放是否与患者心电R波同步进行分类。

(1)同步电除颤:除颤仪脉冲电流的释放由患者心电R波控制,脉冲电流恰好落在R波下降支上,从而避免落在T波顶峰前20~30ms的易损期。临床上用于除心室颤动以外的其他快速型心律失常的转复。

(2)非同步电除颤:除颤仪脉冲电流的释放不受R波控制,可在任何时间内放电,主要用于治疗各种原因造成的心室颤动或心室扑动。发生心室颤动时,心脏的有效收缩消失,血液循环处于停滞状态,须立即予以除颤处理。

2. 根据除颤电极板放置的位置进行分类。

(1)体内电除颤:常用于心脏手术中或急症开胸抢救的患者,一个电极板置于右心室表面,另一个电极板置于心尖部。

(2)体外电除颤:进行体外电除颤时,电极板安放的位置有2种:一种称为前后位,即一块电极板放在背部肩胛下区,另一块放在胸骨左缘第3~4肋间水平。这种方式通过心脏电流较多,所需用电能较少,潜在的并发症较少。另一种称为双前位,一块电极板放在胸骨右缘第2~3肋间(心底部),另一块放在左腋前线内侧第5肋间(心尖部)。这种方式迅速便利,适用于紧急电除颤。

二、适应证与禁忌证

(一)适应证

1. 伴有症状的病态窦房结综合征。

2. 完全性房室传导阻滞伴阿-斯综合征。

3. 双束支或三束支传导阻滞,症状明显者。

4. 手术损伤传导系统引起不可逆的房室传导阻滞。

5. 适用于转复各类异位快速心律失常,尤其是药物治疗无效者。

6. 性质未明或并发于预激综合征的异位快速心律失常(图9-14),选用药物常有困

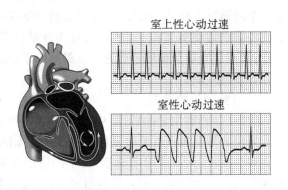

图9-14 典型的心律失常心电图

难,宜用同步电复律治疗。

(二)禁忌证

用于抢救时无明确禁忌证,用于治疗时以下患者禁用。

1. 心脏(尤其是左心房)明显增大,伴高度或完全性房室传导阻滞的心房颤动。

2. 伴完全性房室传导阻滞的心房扑动。

3. 反复发作而药物不能维持疗效或伴病态窦房结综合征的异位性快速心律失常。

4. 洋地黄中毒引起的快速心律失常或低钾血症时,暂不宜用电复律。

三、操作方法(胸外心脏直流电除颤术)

根据抢救现状,选用双前位或前后位安放电极板(紧急电除颤更适合选用双前位),2 块电极板之间的距离应>10cm。电极板应该紧贴患者皮肤并稍加压(5kg),不能留有空隙,边缘不能翘起。安放电极处的皮肤应涂导电糊,也可用盐水纱布,紧急时可用清水,但绝对禁用乙醇,否则可引起皮肤灼伤。因消瘦而肋间隙明显凹陷致电极与皮肤接触不良者宜用盐水纱布,并可多用几层,可改善皮肤与电极的接触。2 个电极板之间要保持干燥,避免因导电糊或盐水相连而造成短路,也应保持电极板把手的干燥,不能被导电糊或盐水污染,以免伤及操作者。具体操作步骤如下。

1. 迅速熟练检查除颤仪各部位按键、旋钮、电极板完好,电能充足。

2. 患者取平卧位,操作者位于患者右侧位。

3. 迅速开启除颤仪,调试除颤仪至监护位置,显示患者心律。

4. 用干布迅速擦干患者胸部皮肤,将手控除颤电极板涂以专用导电胶。

5. 确定手控除颤电极板正确安放胸部位置,再次观察心电波形,确定心律失常的类型,是否需要电除颤,如心室颤动。

6. 选择除颤能量,首次除颤用 200J;第 2 次用 300J;第 3 次为 360J。

7. 按压除颤充电按钮,使除颤仪充电。

8. 除颤电极板紧贴胸壁,适当加以压力,确定无周围人员直接或间接与患者接触。

9. 除颤仪显示可以除颤的信号时,操作者双手同时协调按压手控电极 2 个放电按钮进行电击。

10. 放电结束后,观察电除颤后的心律,若仍为心室颤动,则选择第 2 次除颤、第 3 次除颤,重复第 4~10 步骤。除颤结束或除颤成功,调整除颤旋钮至监护,擦干患者胸壁皮肤,清洁除颤电极板,正确归位,关机。收留并标记除颤时心电自动描记图纸。

当心脏手术或开胸心脏按摩而需做心脏直接电击除颤时,所需专用小型电极板,一块置于右心室面,另一块置于心尖部,心脏表面洒上生理盐水,电极板紧贴心室壁除颤,电流能量通常为 20~30J,一般不超过 70J。

(重点提示)

实施电击除颤后 5s 内无室颤,被认为是除颤成功的标准之一。

四、常见并发症及护理

(一)心律失常

电击后心律失常以期前收缩(早搏)最常见,大多在数分钟后消失,不需特殊处理。若为严重的室性期前收缩并持续不缓解者,应使用抗心律失常药物治疗。若产生室性心动过速、心室颤动,可再行电击复律。

电击后也可能发生显著的窦性心动过缓、窦性停搏、窦房阻滞或房室传导阻滞。轻症能自行恢复者可不进行特殊处理,必要时可使用阿托品、异丙肾上腺素,以提高心率,个别患者可能需要安装临时心脏起搏器。

(二)低血压、急性肺水肿、栓塞

血压下降多见于高能量电击后,若仅为低血压倾向,大多可在数小时内自行恢复;若导致周围循环衰竭者,应及时使用升压药。急性肺水肿发生率不高,老年人和心功能差者易发生。一旦发生,应按急性肺水肿抢救。栓塞常见体循环栓塞,如脑栓塞、肺栓塞等。

(三)心肌损伤

电击,尤其是高能量电击可引起心肌损伤,心电图上出现 ST-T 波改变,心肌酶升高,约持续数小时至数天。个别患者出现心肌梗死心电图,持续时间也较长。

(四)其他

皮肤电灼伤、麻醉药引起呼吸抑制等,可对症治疗和护理。

五、注 意 事 项

1. 不要将电极板放置在胸骨、锁骨、乳头及置入式起搏器或除颤仪上。
2. 完全放电前,除颤仪电极上存在高电压,不要立即触碰。
3. 如果充电后 60s 内未触发电击,能量将自动在内部释放,再次放电重新对除颤仪充电。
4. 换电缆线或连接电缆线时关闭除颤仪。
5. 不可使用过期的除颤胶。
6. 不要使用凝胶已干燥的除颤胶。
7. 除颤仪作为急救设备,应始终保持良好性能,蓄电池电充足,方能在紧急状态下随时实施紧急电除颤。

第六节　外伤止血、包扎、固定与搬运

止血、包扎、固定和搬运是现场外伤急救最基本的四项技术,正确有效地应用这些技术,能及时抢救伤员生命,防止病情恶化,减少伤员痛苦和预防并发症。

> **重点提示**
>
> 出血是创伤的常见症状,大量出血可在短时间内导致伤病员休克甚至死亡,及时有效地止血,可为患者赢得抢救的时间。加压包扎是最常用的止血方法,用止血带止血时,须正确使用,以免发生神经损伤或肢体坏死等严重并发症。

一、止血技术

出血是创伤后最常见的症状之一,也是威胁患者生命的重要原因之一。大出血可致患者迅速陷入休克,甚至死亡。因此,止血是外伤急救的首要措施。

(一)出血的分类及特点

1. 动脉出血　血色鲜红,呈喷射状,出血量多速度快,危险性大,需紧急救护。

2. 静脉出血　血色暗红,缓慢流出,多不能自愈,不迅速止血亦有一定危险。

3. 毛细血管出血　血色鲜红,呈水珠状或片状缓慢渗出,出血量少,常可自愈。

(二)止血的方法

1. 加压包扎止血法　是现场急救中常用、可靠的非手术止血法。适用于小动脉,中、小静脉或毛细血管出血。先将消毒纱布覆盖在伤口上(无纱布时,可用消毒卫生巾、餐巾、清洁手帕等替代),再用绷带或三角巾适度加压包扎。切忌包扎过紧,以防组织缺血坏死。

2. 直接压迫止血法　适用于较小伤口的出血。用无菌纱布、棉球等直接压迫伤口处。

3. 指压止血法　指压止血法是一种简单有效的临时性止血方法,适用于头部和四肢的中、小动脉出血。通常用拇指压迫出血部位的近心端动脉而止血(图9-15)。

(1)一侧额部、颞部出血:压迫同侧颞浅动脉。

(2)颜面部出血:面部血供来自两侧动脉,故应压迫双侧下颌角前上方约1cm凹陷处的面动脉。

(3)头面部、颈部大出血:将患侧颈总动脉往颈椎体方向按压。注意非紧急情况下勿用此法,且不能同时压迫两侧颈总动脉,每次压迫时间不能超过5min。

(4)肩部、腋部和上臂出血:压迫患侧锁骨上窝中部(动脉搏动处)的锁骨下动脉。

(5)前臂出血:抬高患肢,压迫患侧上臂中段肱二头肌内侧缘的肱动脉搏动处,阻断肱动脉血流而止血。

(6)手部出血:抬高患肢,用两手的拇指和示指分别压迫伤侧腕横纹上方手腕两侧的桡动脉和尺动脉止血。

(7)大腿出血:伤员取卧位,救治者用双手拇指重叠用力压迫腹股沟中点稍下方的股动脉搏动处止血。

(8)足部出血:用两手拇指分别压迫足背中部近足腕处的足背动脉和内踝与跟骨之间的胫后动脉搏动点止血。

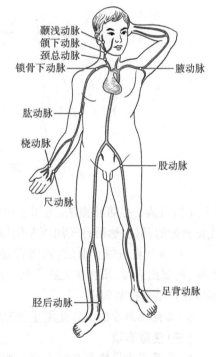

图 9-15　指压止血法

4. 填塞止血法　适用于较大、较深的外周软组织伤口出血。可用消毒的棉垫、纱布填塞伤口,再用绷带、三角巾等包扎。

5. 止血带止血法　此法适用于加压包扎不能有效止血的四肢大血管出血。医用止血带有橡皮止血带(橡皮管和橡皮条)、充气止血带(如血压计袖带等)等,紧急时就地取材,可用绷带、皮带、布带、围巾等替代。操作时先在出血处的近心端用软布、毛巾等物衬垫于皮肤上,再用止血带将整个肢体缚扎,以阻断肢体血流(图9-16)。

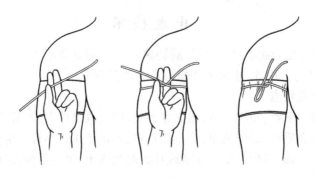

图9-16 止血带止血法

（1）橡皮止血带止血法：救治者左手示指、中指、环指和小指四指并拢，在离带端约10cm处将橡皮条夹在拇指和手掌侧缘之间，手背贴在扎止血带的部位，右手持橡皮带中段适度用力绕伤肢2圈，然后把橡皮带塞入左手的示指与中指之间，左手的示指与中指紧夹一段止血带向下牵拉，使之成为一个活结，再将止血带另一头套入活结，以防不慎拉散活结（图9-17）。

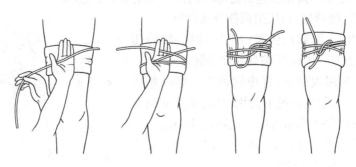

图9-17 橡皮止血带止血法

（2）气囊止血带止血法：适用于肘或膝关节以下部位出血。常用血压计袖带，把袖带绕在扎止血带的部位，然后打气加压至伤口停止出血。

（3）布制止血带止血法：将布带叠成约5cm宽即可作止血带，手部或腕部出血时，须扎在上臂，足部出血时，须扎在大腿中部。用布止血带紧紧包扎两层，然后将不易折断的木棒、笔杆等放在打结处拧紧固定。

6. 其他止血方法 如使用止血海绵、止血粉或其他中草药止血等。

（三）注意事项

1. 有骨折或异物存在时不宜行加压包扎法，以防加重病情。

2. 扎止血带的部位应在伤口的近心端。上肢出血扎在上臂上1/3处，不可扎在上臂中1/3处，以免损伤桡神经（该处神经走行贴近肱骨）；下肢出血扎在大腿中下1/3处；前臂或小腿因血管在双骨间通过，故用扎止血带的方法达不到止血目的。

3. 止血带下须加衬垫，不得直接扎在皮肤上，不可用尼龙绳、麻绳、铁丝或编织带等作为止血带。

4. 扎止血带松紧要适当，以刚好出血停止为宜。既要达到止血目的，又要避免软组织被损伤。

5. 止血带使用时间不宜过长,一般不超过 3h,并应每 1~2 小时放松止血带 1 次,每次2~3min。放松止血带期间,辅以指压止血等方法。

6. 使用止血带须在患者的体表作出明显标记,注明伤情和使用止血带的原因和时间,并严格执行交接班制度。

7. 要在输血、输液和准备好有效的止血措施后才能缓慢地松开止血带,切忌突然完全松开,同时应观察是否还有出血。

二、包扎技术

包扎具有保护创面、压迫止血、减少污染、固定敷料、促进伤口早期愈合的作用。不同部位的损伤可采用不同的包扎方法。

(一)绷带包扎法

1. **环形包扎法** 是绷带包扎中最常用的方法。适用于四肢、额部、胸腹部等径围相同部位的小伤口,也用于其他包扎的开始与结束时。将绷带用适当力度环形重叠缠绕伤口 2~3 周,包扎完毕将绷带尾端从中间剪开分成两头,打结固定(图 9-18)。

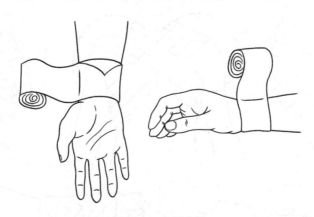

图 9-18 环形包扎

2. **蛇形包扎法** 适用于临时简单固定夹板、敷料等。从远心端开始,斜行环绕包扎,每周互不遮盖(图 9-19)。

3. **螺旋形包扎法** 适用于上臂、大腿、躯干等径围基本相同部位的伤口。将绷带从伤口远心端开始,先按环形包扎 2 周,再作螺旋形缠绕,每周压住上一周的 1/2~2/3,包扎完毕再按环形重叠缠绕 2 周,最后将绷带尾端从中间剪开分成两头,打结固定末端(图 9-20)。

4. **螺旋反折包扎法** 适用于肢体径围不等的部位,如小腿、前臂等部位的伤口。将绷带从伤口远心端开始,先按环形包扎 2 周固定始端,然后用后一圈压住前一圈的 1/2~2/3,每缠 1 周反折 1 次,伤口包扎完毕再做环形重叠缠绕 2 周,最后将绷带尾端中间剪开分成两头,打结固定末端(图 9-21)。

5. **"8"字形包扎法** 适用于关节部位的伤口,如肘、膝、肩、踝、腕、髋关节等。将绷带从伤口远心端开始,先按环形包扎 2 周固定始端,然后用后一圈压住前一圈 1/2~2/3 的同时按照"8"字走向缠绕,最后环形重叠缠绕 2 周,然后将绷带尾端中间剪开分成两头,打结固定末端(图 9-22)。

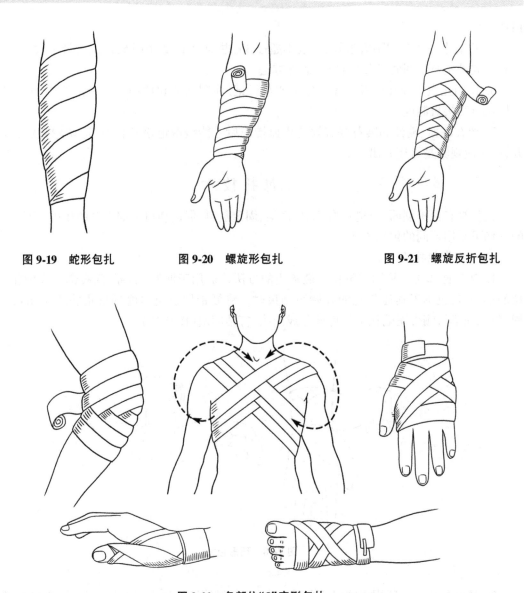

图 9-19 蛇形包扎　　　　　图 9-20 螺旋形包扎　　　　　图 9-21 螺旋反折包扎

图 9-22 各部位"8"字形包扎

6. 回返形包扎法　适用于包扎头顶或肢体残端。从头部或残端正中位置开始,来回向两侧回返,直至包埋头部或肢体残端(图 9-23)。

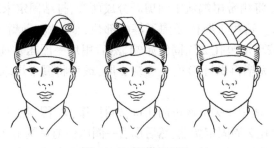

图 9-23 回返形包扎

(二)三角巾包扎法

三角巾可用于各个部位的包扎,操作简单、灵活、方便,在紧急情况下或其他包扎材料无法满足要求时尤为适用。

1. 头面部三角巾包扎法

(1)风帽式包扎法:适用于头部创伤面积较大的伤口包扎。将三角巾顶角和底边中点各打一个结形成风帽状,顶角结置于额前,底边结置于枕后,然后将底边两端往面部拉紧交叉包住下颌,再绕到颈后打结(图 9-24)。

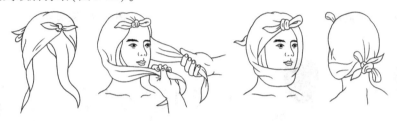

图 9-24　头部风帽式包扎

(2)简易式头顶包扎法:适用于头顶部外伤的患者。将三角巾的底边向上反折 3cm,盖住伤员眉以上的前额,顶角拉向头后,两底角经耳上方绕到枕后交叉,并把顶角压在一端下面,再绕到前额打结(图 9-25)。

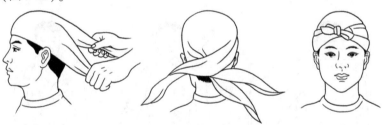

图 9-25　简易式头顶包扎

2. 单肩包扎法　将三角巾折成燕尾式,燕尾夹角朝上放在肩上正中,燕尾底边峡谷角包绕上臂上部,在腋前或腋后打结,然后拉紧两燕尾角,分别经胸背到对侧腋下打结(图 9-26)。

3. 双肩包扎法　将三角巾折叠成 130°的燕尾角,夹角朝上正对于颈后,燕尾披在双肩上,两燕尾角分别包绕双肩关节,经腋下与燕尾底边两角打结(图 9-27)。

4. 胸、背部包扎法　将三角巾折成燕尾状,底边横放于胸部受伤部位以下,底边两角绕至背后先打一结,两燕尾角朝上分放于两肩上,再分别用顶角带子连接,打结于背部结上。背部包扎与胸部包扎操作方法相同,仅位置相反,结打于胸部(图 9-28)。

5. 下腹部包扎法　将三角巾底边反折 3~4cm,横放于脐部,拉紧两底角绕至背后先打一结,顶角朝下,经会阴拉至背后与背部所打结的余头再打一结即可。

6. 双臀包扎法　将两条三角巾的顶角打结,置于腰部正中,双手提起上面两角向前绕于腹部先打一结,然后将下面两角分别由大腿内侧绕至腹股沟处与三角巾的底边打结(图 9-29)。

7. 上肢包扎法　主要用于上肢较大面积的外伤。将三角巾一底角打结后套在伤侧手上(余头留长些),另一底角沿手臂背面拉至对侧肩上,顶角拉紧包裹伤肢,然后将伤肢前臂屈放于胸前,最后拉紧两底角打结(图 9-30)。

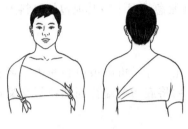

图 9-26 单肩包扎

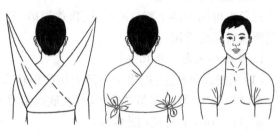

图 9-27 双肩包扎

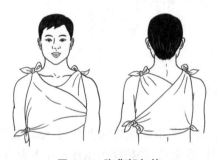

图 9-28 胸背部包扎

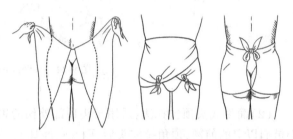

图 9-29 双臀包扎

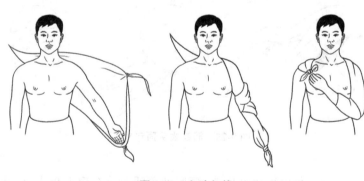

图 9-30 上肢包扎

8. 手、足部包扎法 将三角巾顶角朝前,手或足置于其上,然后向上反折三角巾顶角盖住手或足背,底边两角交叉压住顶角,缠绕腕部或踝部 1 周后打结(图 9-31)。

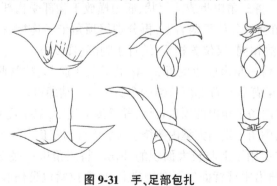

图 9-31 手、足部包扎

（三）多头带包扎法

可根据包扎部位的不同分别选择腹带（图 9-32）和胸带（图 9-33）。伤口盖好敷料后，将带身置于背侧，两侧的条带沿伤口方向交叉拉紧然后系紧。如是胸带则还要把带身处两根竖带绕过颈后置于胸前，重叠压住系紧。

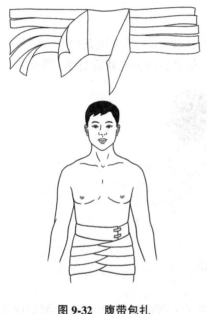

图 9-32　腹带包扎

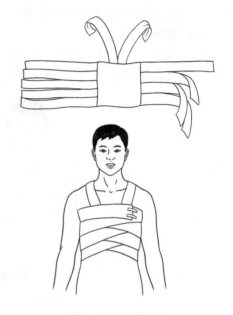

图 9-33　胸带包扎

（四）注意事项

1. 包扎时应使患者保持舒适的体位，关节部位的包扎应使肢体处于功能位。

2. 包扎部位须清洁、干燥，骨突处用棉垫保护，切忌在伤口、骨突或易于受伤的部位打结。

3. 包扎四肢时，应将指（趾）端外露，以便于观察血液循环情况是否正常。

4. 包扎敷料应超出伤口边缘 5～10cm，外露的脏器或骨端不可轻易还纳，以防加重污染，应先用干净的器皿（碗、盆等）保护后再包扎。

5. 脑组织外膨时，切忌加压包扎，可用消毒纱布盖好，然后用纱布卷成保护圈，不使脑组织越过此圈，用干净的器皿盖在上面，再用三角巾包扎。

6. 如伤口内有不易取出的异物，紧急救护时则不宜强行取出，以免引起大出血而危及生命。

三、现场固定技术

急救现场采取必要的固定措施，能暂时限制受伤部位的活动度，减轻疼痛，防止对血管、神经等组织的二次损伤，同时便于搬运。

（一）适应证

1. 四肢骨折与脱位。

2. 脊柱骨折与脱位。

3. 四肢广泛软组织损伤。

4. 严重关节及韧带扭伤。

（二）固定材料

1. 最常用的固定器材是木质夹板。

2. 其他固定器材还可以用塑料夹板、钢丝夹板、充气夹板、负压气垫等。

3. 急救现场可就地取材,如竹棒、木棍、树枝、硬纸板等。

（三）固定方法

1. 锁骨骨折　用棉垫垫于两腋窝前上方,将三角巾折叠成4~5指宽的条带状,两端分别经腋下绕过肩部呈"8"字形,尽量使双肩关节后张,拉紧三角巾的两头在背后打结(图9-34)。

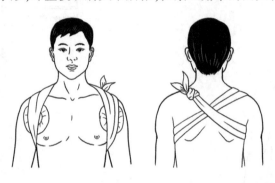

图9-34　锁骨骨折临时固定

2. 肱骨骨折　患者屈肘90°,用长、短两块夹板分别置于上臂的外侧和内侧,用绷带固定,最后用三角巾将前臂悬吊于胸前(图9-35)。

3. 前臂骨折　先将两块夹板分别置于前臂的掌侧和背侧,然后用绷带固定夹板两端,嘱患者屈肘90°,再用三角巾或布带将前臂悬吊在胸前(图9-36)。

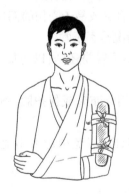

图9-35　肱骨骨折固定

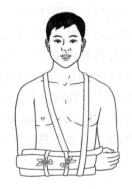

图9-36　前臂骨折固定

4. 大腿骨折　先将长短两块夹板(长夹板上至腋窝,下平足底;短夹板自大腿根部至足跟)分别置于大腿外侧和内侧,再用绷带将夹板分段固定牢固(图9-37)。

5. 小腿骨折　伸直伤腿,将两夹板(夹板长度上过膝关节,下平足底)置于其内、外侧,然后用绷带将夹板分段固定牢固(图9-38)。

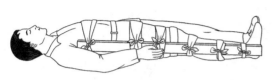

图 9-37 大腿骨折固定

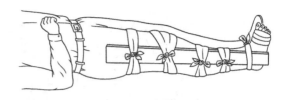

图 9-38 小腿骨折固定

6. 脊柱骨折　将患者仰卧于硬板上,用沙袋或衣物等物品放在颈、腰、膝部旁,再用绷带连同硬板床一同固定,避免脊柱屈曲及扭转,以防脊髓损伤。

(四)注意事项

1. 骨折急救固定须优先处理危及患者生命的紧急情况,如心搏骤停、休克、开放性气胸、大出血等,待病情稳定后再固定。

2. 各类骨折的现场临时固定时,应采用骨折原位固定,不可盲目复位。

3. 如遇开放性骨折,不要把外露的骨折端还纳,以免加重污染。

4. 闭合性骨折固定时,不必脱下患者的衣裤和鞋袜等,避免过多搬动患肢,增加患者痛苦和加重损伤。

5. 固定的夹板不能与皮肤直接接触,两者之间应垫软垫,尤其是夹板两端和骨隆突处,以防软组织受压。夹板与皮肤之间的悬空部位还应加厚衬垫,以防固定不稳。

6. 肢体骨折固定时,须将指(趾)端露出,以观察末梢循环情况。

重点提示

骨折现场临时固定,应就地取材,原位固定,不可盲目复位。

四、搬 运 方 法

现场搬运患者的目的是迅速、安全地将患者转运至安全地带或医疗机构,防止发生再次受伤或继发性损伤。在搬运过程中须注意观察、监护患者的生命体征,予以及时处理和记录。

(一)徒手搬运法

是指仅凭人力和技巧,不使用任何器械的一种患者转移搬运方法。适用于路程较近、病情较轻的患者,或其他搬运工具无法通过的狭窄通道。

1. 单人搬运法　常用的方法有扶持法、抱持法和背负法(图 9-39)。

2. 双人搬运法　常用的方法有椅托法和拉车法(图 9-40)。

3. 三人或多人搬运法　适用于脊柱损伤的患者。可 3~4 人并排将患者抱起,步调一致前行。

(二)特殊伤员的担架搬运方法

1. 腹部内脏脱出的患者　患者双下肢屈曲,使腹肌放松,以防内脏继续脱出。对少量肠管脱出者可先用清洁的碗或盆扣住内脏,再用三角巾包扎固定。但大量肠管脱出者,应先将肠管还纳腹腔,以免肠系膜血供障碍而导致肠管坏死。

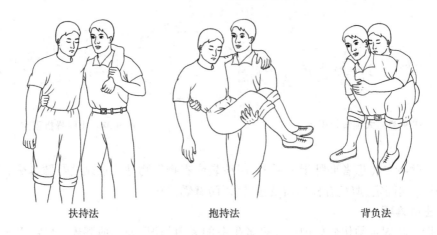

扶持法　　　　　　　　抱持法　　　　　　　　背负法

图 9-39　单人搬运

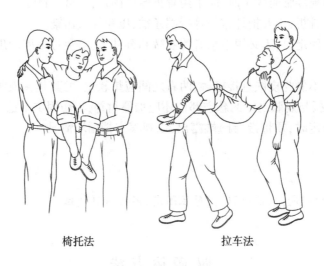

椅托法　　　　　　　　　　　拉车法

图 9-40　双人搬运

2. 昏迷的患者　使患者侧卧或仰卧于担架上,头偏向一侧,以利于口腔内容物流出,在保证呼吸道通畅的情况下进行搬运。

3. 脊柱损伤的患者　脊柱损伤者严禁站起、抱持、背负等屈曲或站立姿势搬运。搬运时应有 3~4 人,一人托住头部,一人托住肩背部,一人托住腰部,另一人托住双下肢,保持患者脊柱或躯干的轴线,同时起立将患者平托至硬质担架上。

(三) 注意事项

1. 密切监测患者的各项生命体征,较远距离、较长时间的运送应定时帮助患者翻身,调整体位,协助饮食等。对病情较重的患者,运送前应给予紧急处理、补液。

2. 搬运患者时动作要轻稳、敏捷、协调一致,避免震动;患者在担架上须系好安全带,防止坠落。

3. 对脱位、骨折或是大出血的患者,须先止血、包扎、固定,然后再搬运。

重点提示

颈、胸、腰椎骨折患者如果搬运不当,可造成脊髓损伤而致患者终身残疾。因此,搬运固定时,应保持患者脊柱或躯干处于一条轴线上,防止扭动、前屈,以免加重损伤。

讨论与思考

1. 人工呼吸机使用时应注意哪些要素?
2. 对使用人工呼吸机的患者,应如何做好护理?
3. 对气管插管的患者,如何做好气管导管的护理?
4. 对气管切开的患者,如何做好气道湿化护理?
5. 中心静脉穿刺置管后,常见并发症有哪些? 如何预防与护理?
6. 电除颤的常见并发症有哪些?
7. 说出止血带使用的注意事项。
8. 比较各类绷带包扎法的适用情况,说出包扎的注意事项。
9. 说出骨折现场固定的目的和注意事项。
10. 如何正确搬运昏迷、内脏脱出、脊柱损伤的患者。

（蔡　艳　周永有）

实 践 指 导

实践 1 急诊科的设置与管理

【目的】

1. 了解急诊科的各项制度。

2. 熟悉急诊科的设置、工作任务、常用急救用物和仪器。

3. 掌握急诊科护士工作特点、护理工作流程、物品管理要求,增强责任意识。

【准备】

衣帽整洁,穿戴整齐。查阅相关资料,见习前初步了解急诊科的设置与管理。

【方法与内容】

医院急诊科见习。了解急诊科的各项制度;急诊科的工作任务;急诊护理工作特点、急诊护理工作流程;熟悉急诊科的布局和设施、急救车的装备、认识常用抢救用物和仪器。

(一)急诊科的主要制度

急诊科应严格落实 2008 年《全国医院工作条例》中规定的各项规章制度,并根据条例相关要求,结合急诊科的工作实际,制定并实施适合医院急诊工作的制度及有关规定。

1. 预检分诊制度

(1)预检护士必须由具有一定的临床经验的高年资护士担任,应严格坚守工作岗位,根据病情轻重缓急,优先安排病情危重者诊治,及时通知有关医师尽快接诊。

(2)预检护士应热情接待每一位前来就诊的患者,简要了解病(伤)情,进行必要的初步检查及化验并记录,尽量给予合理的分诊。分诊有困难时,可由护士长组织急诊科护士共同会诊解决,以提高分诊质量,必要时可请有关医师协助。

(3)急危患者一般先抢救后挂号。对不符合急诊条件的患者要作妥善处理,并做好解释工作,不能轻率行事,以免延误病情。

(4)对危重患者,一边予以紧急处理,一边立即通知有关医护人员进行抢救。

(5)遇大批伤病患者或突发事件时,应立即通知科主任及医务处或总值班组织抢救工作。对涉及刑事、民事纠纷的伤病患者,应及时向公安等有关部门报告。

(6)做好患者信息登记工作,如患者姓名、性别、年龄、工作单位、接诊时间、初步诊断、去向等。无陪护的患者应及时与家人或工作单位取得联系。

2. 急诊室工作制度

(1)急诊室应建立危重患者抢救制度。对疑难危重患者,应及时请上级医师诊视,对多发伤或涉及跨科疾病时应及时组织专科会诊。对不宜搬动的危重患者,应在急诊抢救室内就地组织抢救,待病情稳定后再护送住院。

(2)急诊室内各分科诊疗室的一切用品实行"五定"制度(定数量品种,定点放置,定人管理,定期检查维修,定期消毒灭菌)。

(3)工作人员必须坚守岗位,严格执行各项规章制度和操作规程,密切观察病情变化,及时作好各种记录和交接班,防止差错事故。非专职固定在急诊室的其他各科急诊值班医师,若需离开急诊值班固定地点,应随时通知急诊室值班护士。

(4)护士应严格执行查对制度,按照医嘱中所要求的药品名称、剂量、用药途径进行治疗,严防差错事故发生。

(5)急诊室医护人员要保持相对稳定,要及时、有序、敏捷地实施抢救工作,及时准确地做好各项抢救记录。

3. 首诊负责制度

(1)首先接诊的科室为首诊责任科室,第一个接诊的医师为首诊责任医师。首诊医师发现涉及他科或确系他科患者时,应在询问病史、体格检查、写好病历并进行必要的紧急处置后,才能请有关科室会诊或转科,不得有任何推诿或变相推诿现象。

(2)凡遇多发伤、跨科疾病或诊断未明的伤患者,首诊科室和首诊医师应首先承担主要诊治责任,必要时及时负责邀请有关科室会诊。在未明确收治科室前,首诊科室和首诊医师应对患者负责到底。

(3)如患者病情需要转院,且病情允许搬动时,由首诊科医师向医务处汇报,并经上级医师诊查同意,落实好接收医院后,方可转院。

(4)凡涉及跨科室的危重患者,可组织会诊或由医务处协调安排,各科室均应服从。各科室所做的相应检查和处理应及时记录,首诊科室在抢救过程中起主要协调作用。

4. 急诊抢救室制度

(1)急诊抢救室是抢救危重患者的场所,其他任何情况不得占用。抢救的患者一旦允许搬动,即应转移出抢救室以备再来抢救患者的使用。

(2)抢救室各种抢救设备必须完善,随时备用。抢救车物品每班检查清点,及时补充。抢救物品一律不准外借,值班护士每班交接,并有记录。各种急救药物的安瓿、输液空瓶(袋)、输血空瓶(袋)等均应集中放在一起,以便统计与查对,避免医疗差错。

(3)参加抢救的医护人员要严肃认真,必须熟练掌握各种抢救仪器的使用,遵守各种疾病抢救规程,严格执行查对制度,不参加抢救的人员不得进入抢救室。

(4)医护密切配合,共同完成所承担的任务。抢救时一般要求有文字医嘱,但在抢救危重患者时可执行口头医嘱,护士应复诵一次,医师认许方可执行,留空瓶待查。抢救完毕应督促医师补开医嘱,写好抢救记录和小结。

(5)医护人员在抢救工作中遇有诊断、治疗、技术操作等方面困难时,应及时请示上级医师或护士长,迅速予以解决。一切抢救工作应做好记录,要求准确、清晰、扼要、完整,必须注明执行时间。

(6)遇重大抢救需要立即报告科主任、院领导。凡涉及法律纠纷的患者,在积极抢救的同时应向有关部门报告。

(7)患者经抢救病情稳定后,由医护人员护送至病房或手术室,因病情不宜搬动者,留急诊科继续观察治疗。

(8)抢救室内用物,使用后及时清洗、整理、补充和消毒灭菌,每日由专人检查。发现传染病应及时隔离消毒处理。

5. 急诊留观察制度

(1)不符合住院条件,但根据病情尚须急诊观察的患者,由医师开具留观察医嘱,办理手续后入住观察室,进行观察。

(2)对危重患者,接诊医师应当面向观察室医师和护士详细交代病情。值班医师或负责观察室的医师应及时向危重患者的家属解释病情,取得家属的理解,必要时需请家属签字。

(3)留观察患者必须建立观察病历,按规定格式及时书写,负责观察室的医师应及时查看患者,下达医嘱,及时记录病情变化及处理经过,认真进行交接班工作。

(4)急诊室值班护士,随时主动观察患者,按时进行诊疗护理并及时记录、报告情况,认真做好交接班工作。

(5)留观察时间一般为3~7d。

(6)患者停止观察治疗必须由医师开医嘱,护士整理病历,办理手续。床单元要做好终末处理。

6. 急诊监护室工作制度

(1)监护室是抢救并监护危重患者的场所,医护人员进入监护室应着装整齐,保持室内清洁、肃静,无关人员未经批准不得入内。

(2)监护室人员要熟练掌握呼吸机、心电监护仪等各种抢救设备的使用方法和注意事项,正确分析病情,根据需要及时做出相应急救措施。

(3)各种急救药品、物品、器械齐全,确保功能良好。贵重仪器要建立使用登记卡,遇有故障速报护士长及科主任,并通知专业人员检修。

(4)专人护理,严密观察病情变化,认真详细填写监护记录,发现病情变化及时报告医师。

(5)监护人员在工作时必须集中精力,坚守岗位,制止串岗、脱岗现象发生。如需暂时离开岗位必须有人顶岗。

7. 出诊抢救制度

(1)凡接到院外急救管辖区域内呼救信号时,急诊科应紧急派出救护车奔赴现场抢救。

(2)救护车内应配备急救箱、必要的抢救仪器和药品,有条件者应配备心电监护等装置。

(3)根据患者情况进行就地抢救或运送途中抢救。

8. 救护车使用制度

(1)救护车专门用于抢救运送患者,不得调做他用。

(2)救护车和救护车驾驶员统一管理,车辆使用、调派由急诊科负责。

(3)救护车保证处于可应急使用的状态。车内一切抢救用物,由专人负责保管、维护、补充必要的消毒灭菌工作。救护车按规定保养、年检。

(4)建立救护车出车登记制度,每次出车均应将出车地点、出车时间、到达时间、回院时间、公里数、耗油等登记清楚。特需情况紧急用车,事后24h内应补办用车手续。

(5)救护车外出救护应按标准收费。

(二)急诊科工作任务

参观、见习。熟悉急诊科在急诊接诊、急救、培养专业人才和开展科研工作方面的工作任务。

(三)急诊科护理工作特点及工作流程

参观、见习。体验急诊科护理工作特点:发病急骤、随机性大、病谱广泛、多方协作、任务繁忙、连续工作、服务性强等。体验急诊科护理工作流程:急诊接诊→急诊分诊→急诊处理。

(四)急诊科布局和设施、急救车装备、各种抢救仪器

急诊科参观、见习。感知急诊科布局、设备、仪器、药品,掌握急救物品管理要求。

【评价】

根据临床参观、见习情况,小组评价学生学习主动性、遵守医院见习规定的情况。依据总结性实践报告,综合评价学生学习效果。

实践 2　ICU 的管理和感染控制

【目的】

1. 认识 ICU 功能、管理制度、工作模式。

2. 熟悉 ICU 院内感染情况,增强责任意识。

【准备】

1. 护士准备:着装整洁、洗手、戴口罩。

2. 熟悉 ICU 特点、规章制度。

3. 联系医院,实地参观医院 ICU。

【方法与内容】

1. 参观医院 ICU。

(1)了解 ICU 相关规章制度。

(2)掌握 ICU 基本功能、服务对象。

(3)掌握 ICU 消毒隔离办法和感染控制措施。

2. 书写实践报告(或参观体会)。

【评价】

通过学生在参观医院和 ICU 中的表现,以及实践报告结果,评价学生对 ICU 功能、ICU 设施、护理工作特点、服务对象、管理制度、感染控制措施等的认识,评价学生的职业态度。

实践 3　危重症监护技术

一、生命体征监测(多参数心电监护仪监测)

【目的】

1. 掌握监测方法:能正确进行传统方法测量、多参数心电监护仪监测。

2. 学会识别生命体征监测数据,分析情况,判断结果。

3. 培养严谨细致、认真负责的工作作风。

【准备】

1. 洗手、戴口罩,检查体温计、血压计、听诊器是否完好。

2. 使用多参数心电监护仪监测的,检查监测仪性能、导线、电极等完备情况。

3. 评估患者,以选用适宜的测量方法。

4. 询问患者当前相关情况,向患者说明测量的目的,取得患者的配合。

【方法与内容】

参观医院急诊室、ICU、抢救室,见习多参数心电监护仪监测。模拟抢救室或实训室操作练习。教学视频观看。

1. 传统测量方法 参见《护理学基础》生命体征测量方法、内容、注意事项。

2. 多参数心电监护仪监测技术 除监测患者生命体征外,还可监测血氧饱和度等,了解机体缺氧情况。

【多参数心电监护仪监测】

1. 患者与用物准备

(1)患者准备:用肥皂和温水彻底清洁皮肤,清除皮屑和油脂,必要时剃除电极粘贴处的体毛。

(2)监护仪准备:确定监护仪电源接通,能正常运转,检查导联、传感器、导线是否正常。

(3)将血氧饱和度传感器、心电监测电极与导线、监护仪连接。

(4)血压监测用的袖带尺寸合适,与导线、监护仪连接正常。

2. 操作步骤

(1)连接:检查导线连接是否正确,打开电源,检查监护仪功能是否正常。

(2)心电监测:将心电监测电极板连接至监测仪导线上,按照标识要求贴于患者胸部正确位置,避开伤口,必要时应当避开除颤部位。

(3)无创血压监测:血压监护袖带绑于上臂肘上 2 横指处,松紧适宜。可实行手动测量和自动测量,根据病情需要设定血压自动测量的间隔时间,及时记录。

(4)脉搏与血氧饱和度监测:将用于脉搏、血氧饱和度监测的传感器套(夹)于患者的手指、足趾或耳廓处,保证接触良好。

(5)设定报警范围:报警上下限应根据患者的具体情况设定,常规设置为:心率报警范围为 $60 \sim 100/min$ 界外;收缩压报警范围为 $12 \sim 21.3kPa(90 \sim 160mmHg)$ 界外;平均动脉压报警范围为 $8 \sim 14.7kPa(60 \sim 110mmHg)$ 界外;呼吸报警范围为 $8 \sim 30/min$ 界外;血氧饱和度报警范围为低于 90%。

(6)观察监测仪显示的数据、波形,记录。

(7)异常分析与报告。

【评价】

根据学生对多参数心电监护仪的使用连接、监测数据与各类曲线波形的识别、异常情况的判断、实践态度、实践报告等,综合评价学生的学习主动性和学习效果。

二、创伤性血压监测

【目的】

1. 掌握创伤性血压监测方法与护理。

2. 正确判断血压异常,了解循环系统的功能状况。

3. 培养严谨细致、认真负责的工作作风。

【准备】

1. 环境准备与自身准备　环境舒适,着装整洁,洗手、戴口罩。

2. 创伤性血压监测用物　动脉导管、压力换能器、带三通开关的动脉测压管、管道冲洗装置、多参数心电监护仪。

【方法与内容】

参观医院急诊室、ICU、抢救室,见习创伤性血压监测。模拟抢救室或实训室操作练习。教学视频观看。

1. 严格按无菌操作技术,先将动脉导管置入动脉内(见第9章),连接测压管、换能器、电子监护仪。

2. 测压前将换能器与大气连通,归零。

3. 打开测压三通开关,通过压力感应系统进行动脉内压力的直接监测。监护仪直接显示收缩压、舒张压和平均动脉压,可以反映每一心动周期的血压变化情况。

4. 测后关闭测压三通开关,常规做好动脉留置导管的护理(见第9章)。

5. 记录、评价。

【评价】

通过创伤性血压监测的实践学习,评价学生基本理论和基本操作,评价学生对创伤性监测技术的认识和护理体验。依据实践态度、实践主动性、总结性实践报告等,综合评价学生学习效果。

三、中心静脉压(CVP)监测

【目的】

1. 掌握 CVP 监测方法与护理。

2. 正确判断 CVP 异常,了解血容量情况,间接了解心脏功能。

3. 培养严谨细致、认真负责的工作作风。

【准备】

1. 物品准备　中心静脉监测相关仪器:连接管、三通开关、换能器、多参数监护仪等,静脉输液装置等。

2. 环境准备　环境安静整洁,温度适宜,无对流风。

3. 患者准备　已做中心静脉穿刺置管,并保证导管通畅。

4. 护士准备　按无菌操作要求完成自身准备。

【方法与内容】

参观医院急诊室、ICU,见习 CVP 监测,教学视频观看。

1. 评估中心静脉置管部位、通畅情况。

2. 检查中心静脉导管与换能器、监护仪连接情况。

3. 将压力换能器置于腋中线第4肋间右心房水平,并做好换能器的调"0"操作。

4. 打开测压三通开关,观察监护仪显示的 CVP 监测数值。

5. 完成读数后,关闭测压三通开关。可根据需要调节三通开关至输液通道。

6. 常规做好中心静脉留置导管的护理,预防并发症(见第9章)。

7. 记录、评价。

【评价】

通过中心静脉压(CVP)监测的实践学习,评价学生对护理要点、操作步骤、并发症预防等方面的认识与体验。依据综合表现,评价学生的工作责任心、工作严谨程度和实践学习效果。

实践4 心肺脑复苏术

【适应证】

各种原因引起的循环和(或)呼吸骤停患者。

【目的】

1. 掌握基础生命支持的步骤及操作方法。

2. 培养严谨规范、协作配合的工作态度和迅速敏捷的急救意识。

【准备】

心肺复苏模型、急救包、除颤器或 AED、消毒纱布、硬床板、生理盐水或导电胶、抢救药品如肾上腺素等。

【方法与内容】

现场心肺复苏术(CPR)。

观看教学视频。教师操作示教。实验室操作练习。根据《2010 美国心脏协会心肺复苏及心血管急救指南》,CAB 操作步骤如下:

1. 迅速判断意识 呼唤患者、拍双肩,如患者无反应,确认患者意识丧失,呼救。

2. 摆放体位 将患者(复苏模型)取仰卧位,双臂放于躯干两侧,置于平整的地面或硬板上;操作者位于患者右侧,双膝位置与肩同宽。

3. 判断颈动脉搏动 触摸颈动脉搏动情况(气管外侧 2~3cm,胸锁乳突肌前缘凹陷处,即喉结旁开 2 横指处),评估时间 5~10s,同时观察患者的面色及胸廓起伏情况。

4. 胸外心脏按压(C)

按压部位:两乳头连线中点,或胸骨中、下 1/3 交界处。

按压手法:左手掌根放在按压部位,右手掌根部放在左手背上方,双手平行重叠手指交叉互握,双肘关节伸直;借操作者身体重量垂直下压,按压节律、压力均匀,不可冲击式按压,手掌根不抬离按压部位胸壁;按压时注意观察患者口唇及皮肤颜色、患者反应等。

按压深度:胸骨下陷≥5cm。

按压速率:≥100/min,按压与放松时间比 1:1。

按压次数:30 次。

5. 开放气道(A) 检查患者口鼻腔是否有异常情况,清理呼吸道分泌物、异物。开放气道,可采用仰头举颏法、托颈法。仰头举颏法为:操作者位于患者右侧,左手置于患者前额用力向后压,同时右手示指和中指置于患者下颌下缘,将颏部向上抬起,保持头后仰位。

6. 人工呼吸(B) 用按于前额的手的拇指与示指捏闭患者鼻孔,不使其漏气。术者深吸一口气,张口包住并紧贴患者口部,然后用力缓缓吹气,使肺膨胀。为预防感染,吹气前可在患者口部放一块消毒纱布。吹气完毕,术者稍抬头部并侧转换气,同时松开捏鼻的手,让患者胸廓依其弹性而回缩。

每次吹气量:700~1000ml(成年人)。

吹气频率:10~12/min。

按照30:2的按压呼吸比操作5个循环,进行评估。

7. 评估复苏效果　患者自主呼吸、循环恢复,散大的瞳孔已缩小,面色、甲床、口唇转红润,皮肤转温暖,停止CPR抢救,严密观察,再予进一步的抢救治疗。若呼吸循环未恢复,则继续CPR抢救。

8. 整理与记录　为患者整理衣物,未建立人工气道的患者头偏向一侧,严密监测。洗手后记录抢救的时间、过程、方法、效果。用物规范处理,根据病情准备抢救设备、药品,以进一步生命支持。

【注意事项】

1. 判断迅速、操作果断,一旦发现心搏骤停和呼吸停止,立即开始复苏。

2. 紧急呼叫"120"。

3. 操作正确,敏捷而不慌乱,并尽量明确发病原因。

4. 两人以上复苏抢救时要密切配合。

5. 如有条件,进一步生命支持要同步进行,越早越好。如电击除颤、抢救药物、人工气道、机械通气等。

【评价】

通过CPR操作练习,评价学生对心肺复苏术在急救工作中的重要性的认识。通过模型操作,评价学生应急能力、急救意识、CRP技能掌握情况。根据总结性实践报告,综合评价学生学习效果。

实践5　休克患者的护理

【目的】

1. 学会对休克患者进行护理评估,能区别不同的休克时期。

2. 针对休克患者,能提出救治与护理措施。

3. 培养理论联系实际的工作方法,体验危急重症救护工作的程序与合作精神。

【准备】

1. 学生准备　做好与实践活动有关的知识准备,如与休克有关的知识。

2. 患者准备　患者(角色扮演的同学、模拟人)了解实践的目的、主要内容、配合要求、大致所需的时间等,取得相互支持和合作。

3. 教师准备　典型案例。

病例:

钱先生,38岁,车祸后15min,"120"送入院。自述头晕、心慌、腹痛。查体:神情紧张,面色苍白,四肢凉。左上腹皮下淤血,有压痛,移动性浊音呈阳性。BP 70/50mmHg,P 120/min,R 24/min。

讨论:(1)考虑这位患者可能发生了什么情况?有哪些依据?需做哪些辅助检查?

(2)针对该患者如何实施救治和护理?

【方法与内容】

（一）临床见习（或模拟病房实践）

1. 教师选定好实践对象，如住院患者、角色扮演的同学、模型人。

2. 学生每 4~6 人为 1 小组，对患者（模型人）进行健康评估。

3. 教师巡回指导，及时发现并纠正学生存在的错误，培养良好的职业习惯。

4. 学生以小组为单位，将收集到的资料进行整理、分析，提出急救措施、护理问题和护理措施。

5. 听取学生分组汇报，同学互评，教师点评。

6. 书写实践报告。

（二）病例讨论

学生每 4~6 人为 1 小组，认真阅读病历，讨论问题。以小组为单位汇报讨论结果，同学互评，教师点评。书写讨论报告（护理病历）。

【评价】

评价学生在临床见习、模拟练习和角色扮演、病例讨论中各环节的表现：沟通与协作表现，收集资料的完整性和准确性，实践报告的科学性与实用性等，综合评价学生的实践效果。

实践 6　理化生物因素所致急症的护理

【目的】

1. 学会对中毒等常见理化因素所致急症进行护理评估。

2. 针对急性中毒、触电、淹溺等常见急症，能提出救治与护理措施。

3. 培养理论联系实际的工作方法，提高分析问题、解决问题的能力，体验和提高协作意识。

【准备】

1. 物品准备　模型人、洗胃机、呼吸机、血压计、听诊器、教学影像资料等。

2. 知识准备　做好与实践活动有关的知识准备，如与疾病有关的知识。

3. 患者准备　患者（角色扮演的同学、模拟人）了解实践的目的、主要内容、配合要求、大致所需的时间等，以取得相互支持和合作。

4. 教师准备　典型病历若干份。

病例一：

林先生，45 岁，今日上午在田间喷洒农药，2h 后感到头痛、头晕、胸闷、恶心、呕吐、冷汗、视物模糊。回家后因症状加重入院。体检：T 37.5℃，P 68/min，R 24/min，BP 150/85mmHg。神志清，口唇轻度发绀，呼吸有大蒜味，皮肤出汗，双侧瞳孔等大等圆，直径 1.5mm，心律齐，未闻及病理性杂音，双肺呼吸音增粗，闻及痰鸣音，腹软，肝脾未及，神经系统检查无异常。

讨论：（1）根据该患者的表现，考虑发生了什么情况？还需做哪些检查？请分析诊断依据。

（2）对该患者如何实施救护？

病例二：

李小明，男，17 岁，不慎跌入河中溺水，3min 后被救起。检查发现意识丧失，面部发绀，呼吸停止,颈动脉搏动极其微弱。

讨论:对该患者如何实施现场救护?

【方法与内容】

(一)临床见习(或模拟病房实践)

1. 教师选定好实践对象,如住院患者、角色扮演的同学、模型人。

2. 学生每4~6人为1小组,对患者或模型人进行健康评估。

3. 教师巡回指导,及时发现并纠正学生存在的错误,培养良好的职业习惯。

4. 学生以小组为单位,将收集到的资料进行整理、分析,提出急救措施、护理问题和护理措施。

5. 听取学生分组汇报,同学互评,教师点评。

6. 书写实践报告。

(二)病例讨论

学生每4~6人为1小组,认真阅读病历,讨论问题。以小组为单位汇报讨论结果,同学互评,教师点评。书写讨论报告(护理病历)。

(三)见习、视频教学

中毒催吐术、洗胃术。

【评价】

根据学生在临床见习、模拟练习和角色扮演、病例讨论中的表现,评价分析能力、判断能力、解决问题的能力、协作精神等。根据实践报告,评价科学性与实用性。综合评价学生的实践效果。

实践 7 机械通气技术及护理

【目的】

1. 熟悉机械通气的装置、参数设置、使用方法。

2. 掌握机械通气的护理措施。

3. 培养严谨细致、高度负责的态度。

【准备】

1. 用物准备 简易呼吸器、人工呼吸机、氧气装置、吸痰器、电源等。

2. 环境准备 环境安静整洁,温度适宜,无对流风。

3. 患者准备 核对患者信息,解释操作目的与配合要求,消除患者的紧张和恐惧心理。

【方法与内容】

参观医院急诊室、ICU,见习机械通气。模拟抢救室,熟悉机械通气装置与操作。观看教学视频。

(一)简易人工呼吸器

1. 认识简易人工呼吸器各部件,正确连接。

2. 在模拟人上辅助呼吸,清除患者呼吸道分泌物,松解衣领、腰带,保持呼吸道通畅。

3. 平卧头后仰,托起下颌,使面罩与口鼻紧贴,勿漏气,固定面罩,挤压呼吸囊,使空气或氧气进入患者肺部(500~1000ml),放松时,肺部气体随呼吸活瓣排出,频率16~20/min。患者有自主呼吸时,人工呼吸与患者自主呼吸应同步。

4. 评估,记录。

5. 使用后,简易人工呼吸器的消毒处理。

(二)人工呼吸机

1. 认识人工呼吸机装置各部件,正确连接,开机,调试呼吸机性能。

2. 调节呼吸机各项参数。

3. 评估患者呼吸及气道情况:面罩、气管插管、气管切开,清理呼吸道,保持通畅。

4. 连接患者与呼吸机。

5. 观察呼吸机运行情况,若患者两侧胸廓运动对称,呼吸音一致,机器与患者呼吸同步,提示呼吸机工作正常。如通气量合适,吸气时能看到胸部起伏,肺部呼吸音清晰,患者生命体征、血气分析和血清电解质测定稳定。

6. 充分湿化呼吸道,及时吸痰,始终保持呼吸道通畅。防治呼吸机治疗出现的各类并发症。

7. 记录呼吸机使用时间、参数、患者的反应与使用效果。

8. 使用后,人工呼吸机维护与消毒,管路消毒处理。

【评价】

通过人工呼吸机使用的实践学习,评价学生对呼吸机连接方法、工作参数调整方法与意义的认识,评价学生对呼吸机使用的管理和护理能力,以及对患者关心、爱护的态度。小组评价学生学习主动性,依据总结性实践报告,综合评价学生学习效果。

实践 8　气管内插管术及护理

【目的】

1. 熟悉气管内插管术的操作方法,掌握插管后护理。

2. 培养严谨细致、关心同情、高度负责的态度。

【准备】

1. 用物准备　气管插管盘(喉镜:成年人、儿童、幼儿 3 种规格。镜片:直、弯两种类型;气管导管:粗细应根据具体情况选择;导管管心:可用细金属条,长度适当,插入导管后其远端距导管开口以 0.5~1cm 为宜;牙垫、喷雾器(内装局部麻醉药)、10ml 注射器及注气针头、胶布、听诊器、血管钳、吸痰管)。除气管插管盘外,需备好吸引器、呼吸机等。教学视频材料。

2. 环境准备　环境安静整洁、温度适宜、无对流风。

3. 患者准备　核对患者信息,解释操作意义、配合,尽量消除患者的紧张和恐惧。

【方法与内容】

参观医院急诊室、ICU、手术室,见习气管插管术。在模拟抢救室,熟悉气管插管用物,观看气管插管教学视频。

1. 模拟抢救室,熟悉气管插管各类用物。

2. 见习、观看气管插管术操作的视频。

(1)操作者站在患者头侧,患者仰卧,头向后仰,口、咽、气管重叠在一条直线上。

(2)操作者右手拇指、示指将口张开。

(3)操作者左手拿喉镜,沿左侧口角、舌面插入。

(4)镜片抵至咽部后,把镜柄转到正中位,扩大镜片下视野,可见到腭垂,然后沿舌背把喉镜片稍深入至舌根,向上提起喉镜,就可看到会厌。

(5)当看到会厌边缘后,继续深入,使喉镜片前端到达会厌的腹面,再向上提起喉镜就可使声门暴露。

(6)暴露声门后,操作者右手持气管导管,将其前端对准声门,在患者吸气末,迅速地插入导管。

(7)导管插过声门1cm左右时,拔除导管心,使导管继续旋转深入气管,成年人4~5cm,小儿2cm左右;在气管导管旁塞一牙垫,然后退出喉镜。

(8)评估导管是否插入气管:感觉管端有无气体进出;诊器听两肺呼吸音,区分是否对称。

(9)固定:用胶布将导管和牙垫妥善固定。

(10)套囊注气:用注射器在气管导管前端套囊注入适量的空气(3~5ml)。

3. 讨论气管插管后护理

(1)保持导管通畅,注意湿化气道,及时正确吸净气道分泌物。

(2)套囊定时充气与放气。

(3)严密观察生命体征、呼吸与缺氧状况,有无肺部感染等并发症。

(4)加强基础护理:口腔护理、呼吸道护理等。

(5)拔管后护理。

【评价】

通过对气管内插管术的视频见习、用物识别,评估学生对气管插管患者气道管理的认识和护理能力。小组评价学生的职业情感、学习主动性,依据总结性实践报告,综合评价学生学习效果。

实践9 气管切开术及护理

【目的】

1. 了解气管切开术的操作过程,掌握气管切开术后护理。

2. 培养严谨细致、关心同情、高度负责的态度。

【准备】

1. 物品准备 气管切开包(气管套管1套、气管钩2个、无齿镊1把、有齿镊2把、直血管钳4把、手术剪2把、持针钳1把、拉钩4个、三角缝针2根、布巾钳4把、弯盘1个、药杯1个、5ml注射器1个、6号及7号针头各1根、3号刀柄2个、尖刀片和圆刀片各1片、洞巾1块、气管垫2块、纱布6块、线卷2卷)、吸引器、吸痰管、无菌手套、皮肤消毒用品、1%普鲁卡因、生理盐水等。教学视频材料。

2. 环境准备 环境安静整洁、温度适宜、无对流风。

3. 患者准备 核对、解释,消除患者的紧张和恐惧。做好普鲁卡因过敏试验。

【方法与内容】

各校可根据实际情况,设计实践教学方案。

可以参观医院急诊室、ICU、手术室等,见习气管切开术。在模拟抢救室,熟悉气管切开用物。观看气管切开术教学视频。

1. 模拟抢救室,熟悉气管切开术各类用物。

2. 见习、观看气管切开术操作的视频。

(1)正确安置体位:颈仰卧位,肩部垫一小枕。严重呼吸困难不能平卧者,可取半卧位,头略向后仰。

(2)常规消毒颈部皮肤后,操作者戴无菌手套,铺无菌巾。用1%普鲁卡因作局部浸润麻醉。

(3)用左手拇指、中指固定甲状软骨,示指放在环状软骨上方,右手持刀于颈前正中线上自环状软骨到胸骨上凹上1~1.5cm处,做一个3~5cm长的切口,再分离皮下组织、肌肉,暴露气管。

(4)将第3、4或4、5气管软骨环切开,撑开切口,吸出气管内分泌物及血液。

(5)插入大小合适的气管套管,将气管套管带系于颈后并打一死结以牢固固定。

3. 讨论气管切开术后护理。

(1)妥善固定气管套管。

(2)气管切开患者吸氧方法。

(3)气管切开患者吸痰的方法。

(4)气道湿化方法。

(5)内套管定期取出消毒的要求。

(6)气管切开伤口观察与护理。

(7)堵管与拔管的观察与护理。

【评价】

通过气管切开术的视频观看、见习、用物识别及切开术后护理讨论,评估学生对气管切开气道管理的认识和护理能力,评价学生关心爱护患者的职业态度、理论联系实践的能力,并依据总结性实践报道,综合评价学生学习效果。

实践10 动脉穿刺置管术及护理

【目的】

1. 熟悉动脉穿刺置管术的操作步骤,掌握动脉置管后护理。

2. 培养耐心细致、认真严谨的工作态度。

【准备】

1. 物品准备 动脉穿刺插管包:弯盘1个、2ml注射器1个、洞巾1块、纱布4块、动脉穿刺套管针1根。普通注射盘、肝素注射液、无菌注射器及针头。无菌三通开关及相关导管,1%普鲁卡因溶液,无菌手套,动脉压监测仪。操作模拟人。教学视频材料。

2. 环境准备 环境安静整洁、温度适宜、无对流风。

3. 患者准备 核对、解释,消除患者的紧张和恐惧心理。做好普鲁卡因过敏试验。

【方法与内容】

各校可根据实际情况,设计实践教学方案。

可以参观医院急诊室、ICU等,见习动脉穿刺置管术。模拟抢救室,熟悉动脉穿刺置管用物。观看动脉穿刺置管教学视频。教师在模拟人上示教操作。

1. 模拟抢救室,识别动脉穿刺置管用物。

2. 见习、观看动脉穿刺置管术操作的视频。

(1)定位穿刺部位,充分暴露,常规消毒局部皮肤。

(2)操作者戴无菌手套,铺无菌洞巾。

(3)在动脉搏动最明显处,用两手指上下固定欲穿刺的动脉,两指间相隔0.5~1cm。

(4)用插管套针者,先在进针处作局部浸润麻醉。

(5)右手持经肝素冲注的注射器或动脉插管套针,与皮肤成15°~30°朝近心方向斜刺,若股动脉等深部动脉可行垂直穿刺。将针平稳地刺向动脉搏动点,若针尖部有搏动感传来,则表示已触及动脉,再快速推入少许,即可刺入动脉。

(6)动脉穿刺采血者,可见鲜红色动脉血回流,待注射器内动脉血回流至所需量即可拔针。

(7)动脉留置插管者,取出针芯,如见动脉血喷出,立即将外套管继续推进少许,使之深入动脉腔内以防脱出。接上连接管,连接动脉压监测仪等。

3. 示教与练习

(1)教师示教:教师进行动脉穿刺置管术、肝素封管、穿刺部位消毒、更换透明敷贴等示教。

(2)学生练习:学生分组在模拟人上练习肝素封管、穿刺部位消毒、更换透明敷贴操作。

4. 讨论动脉穿刺置管后护理。

(1)妥善固定,保持导管通畅。

(2)肝素稀释液封管方法。

(3)穿刺部位消毒与更换敷贴的方法。

(4)如出现小血块的处置方法。

(5)拔针方法。

【评价】

通过见习、示教、练习动脉穿刺置管术及术后护理,评价学生对动脉穿刺置管术操作步骤的熟悉程度,评价学生对动脉穿刺置管后患者的护理能力,评价学生严谨细致、关心爱护患者、注重沟通交流的职业素质。并依据总结性实践报告,综合评价学生学习效果。

实践 11 中心静脉穿刺置管术及护理

【目的】

1. 熟悉中心静脉穿刺置管术的操作,掌握中心静脉穿刺置管后的护理。

2. 培养严谨细致、高度负责的职业态度。

【准备】

1. 物品准备 中心静脉穿刺包:16号或12号长5~6cm的穿刺针、导引钢丝、硅胶管、平头针头2根、针头2根、洞巾1块、结扎线2卷、纱布4块、小纱布(中间剪开)2块、弯盘2个、5ml和50ml注射器各1个。1%普鲁卡因,肝素注射液,无菌生理盐水,1%甲紫,无菌2ml注射器及针头各1个,无菌手套,肝素帽,无菌连接管,敷贴,三通开关,静脉输液装置,中心静脉测压仪(多参数监护仪)。操作模拟人。教学视频材料。

2. 环境准备　环境安静整洁、温度适宜、无对流风。

3. 患者准备　核对、解释,消除患者的紧张和恐惧。做好普鲁卡因过敏试验。

【方法与内容】

各校可根据实际情况,设计实践教学方案。

可以参观医院急诊室、ICU等,见习中心静脉穿刺置管术。模拟抢救室,熟悉中心静脉穿刺置管用物。观看锁骨下静脉穿刺置管教学视频。教师在模拟人上示教操作。

1. 模拟抢救室,识别中心静脉穿刺置管用物。

2. 见习、观看锁骨下静脉穿刺置管术操作的视频。

(1)安置体位:去枕头低仰卧,肩背部垫一小枕,臂稍外展,头转向穿刺对侧。

(2)穿刺点定位:用1%甲紫穿刺点作标记。

(3)常规消毒皮肤,戴无菌手套,铺无菌洞巾。

(4)穿刺处皮下局部浸润麻醉,并作试穿,探测进针方向,角度及深度,边进针边抽回血。见回血后立即拔出针头,按压片刻。

(5)穿刺:持静脉插管穿刺针,按试穿方向朝胸锁关节进针,通常进入2.5~4cm即达锁骨下静脉,刺入静脉后可感阻力突然减小,并见大量回血。

(6)进入锁骨下静脉后:插入导引钢丝→退出穿刺针→置入硅胶管→拔出导引钢丝→撤去洞巾→接上经肝素稀释液灌注的无菌连接管→接上经输液排气的三通开关→用透明敷贴固定留置的静脉导管→根据需要,连接输液装置、或中心静脉监测仪、或肝素帽。

3. 示教与练习

(1)教师示教:教师进行锁骨下静脉穿刺置管、连接三通开关、肝素封管、穿刺部位消毒、更换透明敷贴、连接输液、进行中心静脉监测等示教。

(2)学生练习:学生分组在模拟人上练习肝素封管、穿刺部位消毒、更换透明敷贴、使用三通开关等操作。

4. 讨论中心静脉置管后护理。

(1)妥善固定,保持导管通畅。

(2)肝素稀释液封管方法。

(3)三通开关使用方法。

(4)连接输液、监测中心静脉压方法。

(5)穿刺部位消毒与更换敷贴的方法。

(6)如出现小血块的处置方法。

(7)并发症的观察与预防。

(8)拔针方法。

【评价】

通过见习、示教、练习、讨论中心静脉(锁骨下静脉)穿刺置管术和术后护理,评价学生对中心静脉置管术操作步骤的熟悉程度,评价学生对中心静脉置管后相关治疗运用与护理的能力,并发症观察与预防意识,评价学生严谨细致、尊重爱护患者、注重交流解释的职业素质。并依据总结性实践报告,综合评价学生学习效果。

实践 12　橡皮止血带止血

【目标】

1. 熟练掌握止血带止血的操作方法及注意事项。

2. 培养迅速敏捷、严谨规范的急救素质。

【准备】

1. 物品准备　橡皮管(长 0.6cm、直径 1cm)、软织物衬垫,每 2 人 1 套。

2. 患者准备　解释,消除患者的紧张和恐惧。

【方法与内容】

教师示教,学生相互练习。

1. 教师示教　止血带缚扎法。介绍其他止血带止血方法:气囊止血带、布制止血带。

2. 学生练习　学生互为患者,规范操作练习。

(1)抬高患肢,确定缚扎部位。

(2)软织物衬垫于缚扎处(伤口近心端),再用橡皮带紧缠肢体 2~3 圈,用力均匀,松紧以刚好能止血为宜。橡皮带的末端套入另一端拉出的活结内即可。

(3)标记上带时间。

(4)观察肢端血供及止血情况,定时放松止血带。做好交接班工作。

【评价】

通过相互练习橡皮止血带止血技术,评价学生对缚扎部位、缚扎要求、技术要领的掌握情况和熟练程度,评价学生对使用止血带后患者护理知识的掌握情况,评价学生对患者交流解释的情况。再依据总结性实践报告,综合评价学生学习效果。

实践 13　绷 带 包 扎

【目的】

1. 熟练掌握卷轴带基本包扎方法。熟悉腹带、胸带、三角巾的使用方法。

2. 培养耐心细致、保护患者的意识和素质。

【准备】

1. 用物准备　不同规格的绷带、弹性绷带、腹带、胸带、三角巾。

2. 环境准备　环境安静、清洁、温度适宜、光线充足。

3. 患者准备　解释,消除患者的紧张和恐惧。

【方法与内容】

教师示教,学生相互练习。观看教学视频。

1. 教师示教

(1)介绍各类绷带:不同规格的纱布绷带、弹性绷带、腹带、胸带、三角巾。

(2)示教:

绷带基本包扎法:环形法、蛇形法、螺旋形法、螺旋反折法、"8"字形法、回返形法。

腹带包扎法、胸带包扎法。

三角巾包扎法:可酌情示教头部、肩部、上肢、手足部位的包扎技术。

2. 学生练习　学生互为患者,规范操作练习。

(1)绷带基本包扎法。

(2)腹带、胸带使用方法。

【评价】

通过相互练习绷带基本包扎法、腹带包扎法、胸带包扎法,评价学生对包扎技术要领、注意事项的掌握情况和熟练程度,评价学生对患者关心爱护的职业素质。小组评价学生合作互动情况。依据总结性实践报告,综合评价学生学习效果。

实践 14　创 伤 固 定

【目的】

1. 掌握四肢、脊柱固定的操作方法及注意事项。

2. 培养严谨细致、认真负责的职业态度。

【准备】

1. 物品准备　夹板(木质、塑料)、纱布或毛巾、绷带、三角巾等。

2. 患者准备　解释,消除患者的紧张和恐惧。

【方法与内容】

骨折临时固定法。

教师示教,学生相互练习。观看教学视频。

1. 教师示教

(1)介绍各类材质和规格的夹板。

(2)示教:

四肢骨折临时固定:上臂、前臂、大腿、小腿骨折固定。

脊柱骨折临时固定。

锁骨骨折临时固定。

2. 学生练习　学生互为患者,规范操作练习。

(1)四肢骨折临时固定。

(2)脊柱骨折临时固定。

3. 讨论　骨折畸形患者、骨端外露患者临时固定的方法。

【评价】

根据学生的学习态度、对骨折临时固定意义的认识、掌握操作技术要领程度、沟通交流能力,对每位学生进行综合的实践能力评价。

实践 15　患 者 搬 运

【目的】

1. 掌握搬运的操作方法、护理及注意事项。认识安全搬运对防止再次损伤的意义。

2. 培养严谨规范、认真负责、爱护伤员的职业素质。

【准备】

1. 物品准备　根据患者的病情选择合适的搬运工具:担架、硬板、绷带等。

2. 患者准备　解释,消除患者的紧张和恐惧。

【方法与内容】

观看教学视频。教师示教,学生相互练习。

1. 观看教学视频　观看前提出明确要求,观看后教师及时小结。

2. 教师示教(请学生协助:扮演伤员、配合双人或多人搬运)

(1)单人搬运法:扶持法、抱持法、背负法。

(2)双人搬运法:椅托法、拉车式、平抬法。

(3)三人搬运或多人搬运法。

(4)担架搬运。

3. 学生练习　互为患者,协作练习。

4. 分组讨论　内脏脱出患者、昏迷患者、疑有脊柱损伤的患者的搬运方法。

【评价】

根据互动练习、讨论汇报、实践小结等,开展学生互评、教师评价。评价学生对搬运法的掌握程度,爱伤观念的呈现情况,对特殊情况的处理能力,合作学习的互动情况。

(沈云燕　项　彬)

《急救护理技术》数字化辅助教学资料

一、网络教学资料

1. 网址 www.ecsponline.com/topic.php？topic_id＝29

2. 内容

(1)教学大纲及学时安排

(2)教学用 PPT 课件

二、手机版数字化辅助学习资料

1. 网址(二维码)

2. 内容

(1)知识点/考点标注

(2)练习题：每本教材一套,含问答题、填空题、选择题等多种形式

(3)模拟试卷

三、相关选择题答案

第 1 章　绪论

1. D　2. E　3. B

第 2 章　院外急救与护理

1. D　2. E　3. E　4. A　5. B　6. C　7. D　8. E　9. B　10. A　11. D

第 3 章　医院急诊科管理

1. E　2. B　3. A　4. B　5. C

第 4 章　重症监护

1. A　2. C　3. E　4. C　5. D　6. B　7. C　8. E　9. D　10. B　11. D　12. E　13. B
14. A

第 5 章　心搏骤停与心肺脑复苏

1. C　2. E　3. E　4. C　5. B　6. E　7. C　8. D　9. C　10. C　11. A　12. A　13. C
14. A　15. D　16. A　17. E　18. C　19. E

第 6 章　休克

1. B　2. A　3. A　4. C　5. B　6. A　7. E　8. B　9. B　10. D　11. C　12. B　13. A
14. C

第 7 章　多器官功能障碍综合征

1. D　2. D　3. B　4. B　5. C　6. B　7. E　8. D　9. C

第 8 章　理化生物因素所致急症的护理

1. B　2. D　3. C　4. D　5. A　6. C　7. C　8. B　9. D　10. C　11. E　12. B　13. C
14. B　15. D　16. D　17. C　18. C　19. E　20. E　21. C　22. E　23. C　24. C　25. E　26. E

27. C 28. D 29. D 30. D 31. E 32. E 33. C 34. E 35. D 36. B 37. C 38. D 39. A 40. B

第9章 常用救护技术及护理

1. A 2. C 3. A 4. B 5. E 6. D 7. D 8. B 9. E 10. D 11. C 12. D 13. B 14. D 15. B 16. D 17. E 18. C 19. A 20. C 21. D 22. C 23. C 24. C 25. E

参 考 文 献

费素定,黄金银.2014.急重症护理.北京:人民军医出版社.

傅一明.2013.急救护理技术.2版.北京:人民卫生出版社.

高德彰.1991.外科护理学.北京:光明日报出版社.

李一杰.2010.急救护理技术.北京:人民军医出版社.

王惠珍.2014.急危重症护理学.3版.北京:人民卫生出版社.

吴再德.2003.外科学.6版.北京:人民卫生出版社.

张波,桂莉.2012.急危重症护理学.3版.北京:人民卫生出版社.

周秀丽.2006.急危重症护理学.2版.北京:人民卫生出版社.

庄心良,曾因明,陈伯銮.2003.现代麻醉学.3版.北京:人民卫生出版社.